《北京氣功研究會》

家庭健身長壽功法

朱 輝 ◎著

前　言

自有人類以來，人就有免於疾病和希望活得更久一點的願望；也就是說人人都有健康長壽的願望。這種人生最大的幸福，任何人都有可能享有，但都不是任何人都能享有的。

本人自十一歲入上海精武會學武術五年，身體素質較好。一九四五年在大學就讀時還考取過飛行員。後因環境改變，生活波動，身體垮下一蹶不振，各種疾病接踵而來。一九五二年患胃潰瘍，一九五八年胃出血，一九六〇年患嚴重浮腫病，一九六四年患肝炎肝硬化，經杭州、上海各大醫院診斷為進行性肝腫大，存活期最多五個月。體重從62.5斤降至44.5斤，每日吃不下半碗稀飯。

在絕望情況下開始做站樁功和坐功，並根據自己的需要採用穴位按摩，六個月後諸病逐漸消失。後又隨楊梅君老師學練氣功，白天練動功，清晨和晚上向樹木、花草、月亮、星星吸收大自然之精氣。

為了調動和激發內在的潛能，早晨起床前和晚上入睡前學練「手心開合練氣法」百餘次，數十年來持之以恆，從未間斷，受益很大。年齡已過古稀，健康狀況佳好，每天教功、看病十餘小時尚能應付裕如。

雖然一九八五年遭到一次車禍，昏迷數小時，腦震盪和胸十二椎骨折，住院超過兩個月，但很快又投入工作。深深體會到：如果不是練功不止，不死於二十年前的重病，也難逃一九八五年的車禍，哪能還有今日之身！「生命在於運動，健康在於鍛鍊。」我的體會實在太深了。我平時又將這些簡便的練功方法授之於廣大的病人和學員，使他們都能收到同樣的效果。

一九八四年我應邀去香港教功、講課、治病，香港國際畫廊書法家李以行先生患白內障右眼失明，要求學功和治病，他就是靠堅持學練大雁氣功而重見光明的。

一九八六年我再度去港時，他為了表示感謝，特把張大千先生的五句名言裝裱相贈：「八十不稀奇，九十多來西，百歲笑咪咪，七十還是小弟弟，六十睡在搖籃裡。」——實踐證明，許多小功法雖然表面簡單，但如能持之以恆，樹立起信心，確能治好疾病，而且還能治好大病。

手掌紋的變化能提示疾病的信號，給醫生提供診斷的方便。本人在前人經驗的啟示下，採用「手心按摩」、「手腳心按摩」及「手心開合練氣法」等方法，發現當發生病變的手紋恢復正常後，內在的疾病也會隨著減輕或痊癒；而每當心臟病或高血壓中風等急性發作之際，採用手腳心相合或兩手心相合即能使症狀緩解，

脫離險境，

一九八三年天台國清氣功療養院創辦以後，為了滿足已退休的各層人士及廣大中老年患者的迫切需要，我曾把「穴位按摩功」編印成書，由於方法簡便，易學易行，收效快捷，頗受病家歡迎。

一九八七年的香港《電視日報》和香港《大公報》都曾對此療法做了報導，浙江省保健委員會也把這個功法收編在《一九九二年自我保健手冊》內。

有效的功法是最能引起病患者的關注和歡迎的。為此在原書的基礎上，把廣大病患者反映佳好的「道家無極功」、「佛家蓮花功」以及「脊柱運動功」等編入本書，並把深受患者一直以來都很歡迎的「穴位按摩功」加以補充一併編入。

願此書對大家健身長壽有所幫助！

序　文

李春才

朱輝老師是當代氣功科學界的著名氣功大師。

朱老從11歲開始在上海精武會學習武術，受過名師指教，爾後以醫術為本，從事針灸事業三十餘年。六〇年代至今，對氣功進行了深入的探討，頗有成績。

實踐出真知。朱老是一位具有真才實學的人，他的真知主要來源兩個方面：一是他患過重病，在死亡的邊緣上幸遇氣功妙術，得以轉危為安。因此，他對氣功既有深厚的感情，更有豐富的實踐體驗；二是身居療養院，長年在病人中從事氣功實踐，不斷地有新發現。

朱老在疾病的預防和治療方面，勇於創新，大有獨到之處。氣功治療白內障、不孕症和氣功防治感冒，均可列為氣功應用技術方面的突破，對人的健康長壽提示了新路子。

《家庭健身長壽功法》文字雖短，但純係經驗之談。簡便易學，效應良好，只要學之以用，持之以恒，定有好處。

序　文

孫常煒

昔應邀訪問韓國慶熙大學，於該校博學館中見有袁世凱親筆「精氣神」三字之立軸，印象深刻。蓋精氣神三者為道家修煉之要訣，而氣功一項確實為我國文化遺產之塊寶，於祛病、強身、養心、延年、益智各方面，都具有一定之效用。自西學東漸，氣功之研究未能昌盛，實為可惜也！而今認識氣功而學習之人日漸增多，疑難之症求治於氣功者，亦多能獲得意外之療效，本書作者即其中之一。

本書作者朱輝兄，浙江天台人，與常煒係高中同學，情同骨肉；幼時即拜師學藝，故性格豪爽，任俠仗義，肝膽相照，後隨名氣功師學習「大雁氣功」，所得獨至，自創「穴位按摩功」簡單易學，立竿見影，並本「願君健康永駐人間」之旨，於中國浙江天台山主持「天台國清氣功療養院」，求治者紛至沓來，人稱之謂「陽壽加工廠」，誠非過譽！

就氣功療病之意義而言，氣功原為中醫組成之一部分，諸如氣功理論、氣血理論、臟腑理論、陰陽五行理論，無一不藉氣功之實踐而得以充實與發展。

值此科學技術高度發展之際，國人能重視氣功之研究與推廣，以期中國文化珍寶能對世人做更大之貢獻，誠為可貴！本書《家庭健身長壽功法》對氣功之要議做深入淺出之說明，尤偏重於實用，其裨益世人豈淺鮮哉！故樂為之序。

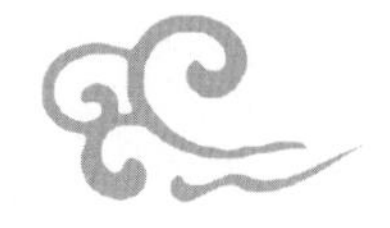

目錄

Contents

穴位按摩功

高齡問題越來越引起社會的重視，老年人的保健和醫療問題也越來越重要。我們發現，近年來很多上了年紀的人退休後，衰老得特別快，疾病也發生得特別多。為了讓我們這些上了年紀的人繼續發光發熱，加強這方面的研究乃是非常必要的。

本人在三十餘年的針灸工作中和現在的氣功療養輔導工作中，對老年病人除給予門診治療外，還常常教會他們「穴位按摩功」回去做「自我治療」，療效明顯。其中本人就是受益者。近年來，我在縣內和省內外以及香港等地做了五十多次學術講座，「穴位按摩功」就是主要內容的一部分：

今把「穴位按摩功」介紹如下：

經絡是人體氣血運行的通道，它內連臟腑，外通關節皮膚，將臟腑肢體聯成統一的機體，穴位又是經絡臟腑之氣聚集和出入於體表的地方，也是用於治療疾病和增強健康的刺激點，人體的穴位有多至七百個左右，今擇其效果明顯而又便於年老體弱的人進行自己鍛鍊的予以介紹。

「穴位按摩功」分七個動作：

（一）臍腹按摩

又名腹腔按摩，以臍為中心，上至心窩口，下至恥骨上，約當上下各五横指處。做前須排盡小便。做時仰臥伸直雙腳，解開褲帶，放鬆肌肉，用右手心對準肚臍，以順時針方向從小到大做迴環按摩三十六圈，接著用左手心接在右手心停止處，以逆時針方向從大到小做

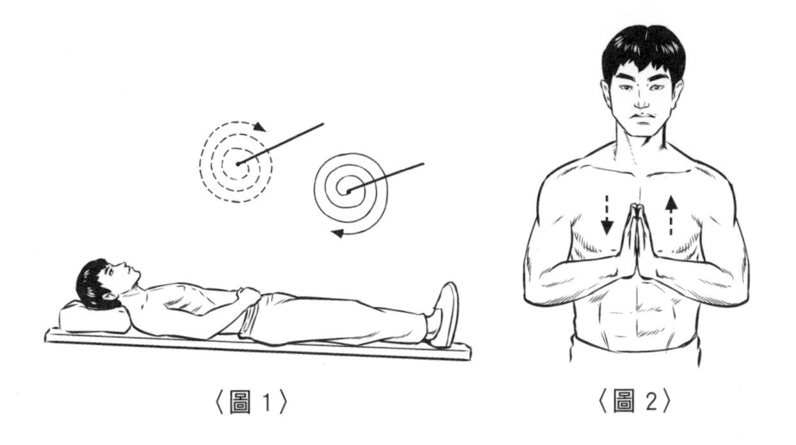

〈圖 1〉 〈圖 2〉

迴環按摩三十六圈，結束時要求手心對準肚臍並稍停片刻（圖1）。輕重應以本人能耐受和感到舒暢為度，最好在早晨起床時或晚上睡前鍛鍊為適宜。它有調中和胃、理氣健脾、培腎固本、補益元氣的作用。對治療便秘，腹瀉、尿頻、消化不良、胃下垂及泌尿生殖器疾患均有良好的效果。

（二）手心按摩

手指併攏，兩手心相合按摩三十六次（圖2）。輕重以本人能忍受和舒適為度，但必須感到手心有熱感。有安神、寧靜、寬心、定喘和增進血液循環的作用，對治療冠心病、神經衰弱及精神疾病均有效。

（三）面部按摩

又名七竅按摩，用兩手掌及五指面趁熱（如果單獨做時，必須先摩擦發熱後）按於面部上至髮際，下至下頦，左右及耳屏，中及眼鼻口均勻按摩，像洗臉一樣，來回按摩三十六次（圖3）。可以清醒頭腦，增加抗體，防治面部神經麻痺、鼻炎、感冒，聽力、視力減退等病患，還可減少臉部的皺紋，使面部細嫩光澤，青春常駐。

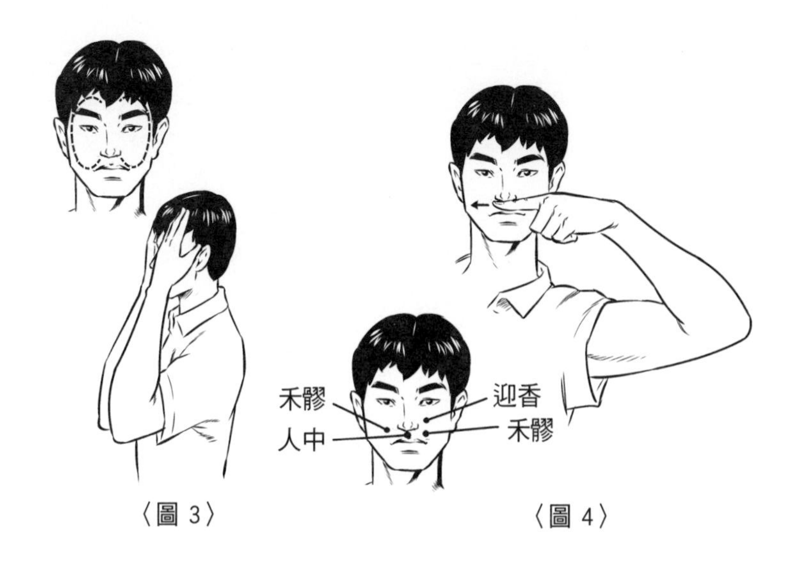

〈圖 3〉

〈圖 4〉

（四）鼻翼按摩

又名人中、迎香、禾髎按摩。先用左手食指根部相當於「二間」穴處在左鼻翼做左右來回按摩三十六次；再用右手食指按摩右鼻翼三十六次（圖4）。有散熱開竅的作用，對預防上呼吸道感染有效，預防感冒有特效，並能治療脊柱腰痛等症。

（五）大椎按摩

先用左手食指、中指、無名指、小指併攏的一、二、三節指面，用力從「大椎」穴過左側「定喘，穴向前方按摩三十六次；再用右手向右側做同樣按摩三十六次（圖5）。有健腦安神、理氣降逆、定喘止咳和增強抗體的作用，對防治頸椎病和支氣管哮喘有很好的效果。

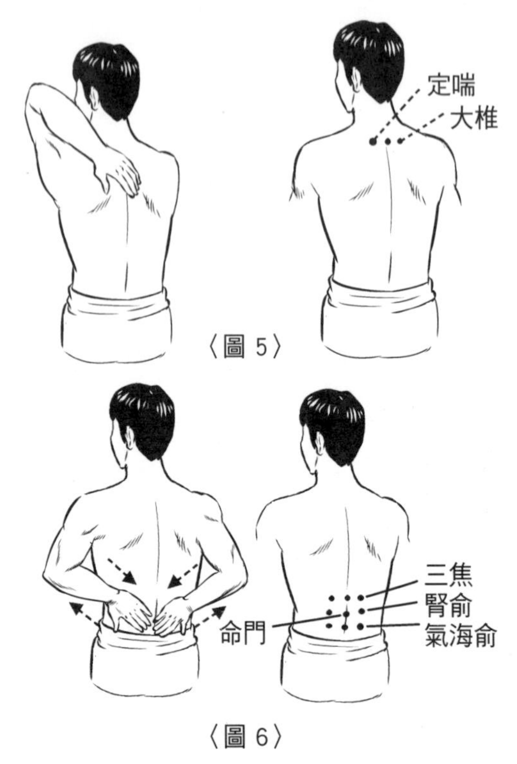

〈圖 5〉

〈圖 6〉

（六）腎俞按摩

又名腰部按摩，用兩手掌心及五指面以腎俞穴為中心，包括上面的三焦俞和下面的氣海俞在內，向兩側按摩三十六次（圖6）。有滋陰補腎、健腦強髓、利腰明目等作用。對老年人腎虛腰寒、背痛尿頻、神經衰弱等疾患有很好的療效。

（七）湧泉按摩

又名腳心按摩，先將右手食指、中指、無名指、小指併攏，用一、二、三節指面或手心按摩左湧泉穴三十六次，再用左手按摩右湧泉穴三十六次（圖7）。

有開竅通關、安神鎮靜的作用。對高血壓引起的頭昏心煩、尿頻失眠等有良效，對防止中風也有很好的效果。在臨床上經常見到，凡體力衰弱的人，手心腳心大多冰冷，冬季更為明顯，按摩腳心，能促進血液循環，並可生精。

「穴位按摩功」的優點是：

⑴ 方法簡便，易學易行，數分鐘內即可學會，容易堅持。

⑵ 不受場地和天氣的影響，房間內或坐在床上被

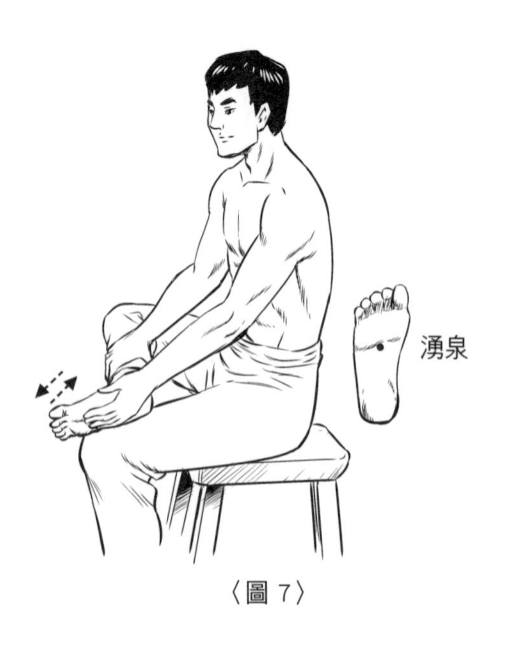

〈圖 7〉

竈內均可鍛鍊。

⑶ 適合所有慢性病人，尤其適合年老體弱不會出外走動的慢性病人鍛鍊。

⑷ 不妨礙與其他功法同時鍛鍊，並能對其他功法起到輔助和促進的作用。

⑸ 效果好，一般半個月即可見效。

療效統計：

今將部分門診病人，以及聽講座後自己鍛鍊的人的療效記述如下：

1・經常感冒的：

共124人：男—96人；女—28人。

45～60歲：68人。

61～70歲：41人。

71～86歲：15人。

堅持鍛鍊，在兩年以上未患感冒的為32人，總共占25.8％。

堅持鍛鍊，有時仍舊發作，但是時間縮短，且症狀較輕的為92人，占74.2％。

2·長期患腸胃疾病的：

包括消化不良、潰瘍病、慢性腸胃炎，老年性便秘、便溏、多尿等。

共65人：男—52人；女—13人。

45～60歲：43人。

61～70歲：17人。

71～86歲：5人。

堅持鍛鍊一個月之後，各種症狀均有不同程度的明顯改善與緩和。

病例簡介：

⑴ 張××，男，八十六歲，天台縣城關人，原是當地有名的西醫師，平時常患感冒和腹瀉，經「穴位按摩」自我治療後，已兩年餘未曾感冒過；腹瀉也得到很大的改善。經他轉傳給其他老人至少有幾十人，也得到同樣的良效。因他年高仍能健步勝過青年人，一九八六

年春節期間，天台縣當局特地請他前去向全縣退休幹部介紹他的健身方法。

⑵ 任××男，五十七歲，全國人大代表，浙江省柑桔研究所所長，患慢性胃炎多年，伴低血糖，每餐吃不下一兩飯。進院時體重僅七十五公斤。在學練「大雁氣功」的同時做「穴位按摩」，自覺症狀明顯改善，胃口增大，不到兩個月時間，體重增加十公斤左右。

「穴位按摩功」方法極其簡單，但堅持鍛鍊，確有效果。

（八）口腔舌尖按摩

又名「赤龍攪海」。赤龍指舌頭，海指口腔。

先閉口，用舌尖緊貼上腭再用舌尖向左右各轉動三十六次，並將產生的唾液進行三次漱口，再分三次吞咽下去，此時意念貫注將唾液降至下丹田。晚上臨睡前和早上起床時進行最佳，其他任何時間也可做。應當注意的是，做前必先清潔口腔，即餐後漱口或刷牙。

此項功法能使口津常生，促進消化，而且有很強的殺菌作用。古人把唾液稱為「甘泉」、「金津玉液」和「瓊漿」，現代醫學證明：它能治療口腔炎、咽喉炎、牙齦炎和扁桃體炎等諸多疾病。醫學上還證明唾液內含有人體所必需的多種營養成分，實為養生健身之良法。

（九）叩齒

唐代長壽老人孫思邈在《養生記》中記述：「清晨一盤粥，夜飯莫教足。撞動景陽鐘，叩齒三十六。」這是他堅持做叩齒運動的自述。

叩齒運動的方法是兩手交叉抱住後頸，即古人所稱的「兩手抱昆侖」。精神放鬆，口唇輕閉，上下齒叩擊三十六次。叩齒時須叩出「篤篤」的響聲。

經常叩齒，能促進氣血進行暢通，堅固牙齒和牙床，延緩牙齒的鬆動和脫落。

（十）髮區梳抓按摩

取坐位，十指分開微曲，用指尖貼近頭皮，從前髮際開始直向後髮際進行梳抓三十六次，輕重以感到舒適為度，務必使所有長頭髮的部分都能梳抓到。接下去再用兩手掌照前法按摩三十六次，按摩的次數也可增多到兩倍。

時間宜在早上起床時和晚上臨睡前做。

此項按摩對防止高血壓、低血壓或腦貧血引目的頭疼、頭暈等均有較好的效果；對治療禿頂也有效果，有的開始禿頂，堅持此項按摩能重新長出新髮。有的人在喝酒時血壓上升，頭部感到沉重和搖晃，這時進行頭部梳抓按摩，就能很快治好。所以凡是患有高血壓的人，更應特別細心做此功。因為頭部的穴位眾多，有三條經脈都通過頭部，中央有「督脈」，其兩側為「膀胱經」，再外側是「膽經」。「督脈」過兩耳尖直上頭頂正中有個穴位「百會」，治療頭疼和頭暈有良效；另外在脖子後面粗筋兩側的柔軟凹陷處，各有一個「風池」穴屬「膽經」，既是治療頭昏的要穴，還能治療眼、鼻等病，經常按摩可預防視力減退和鼻塞等病。俗話說「北風起，勤把髮梳理」，就是這個道理。中醫認為「頭部是諸陽之會，百脈所通」，能經常有意識地去梳抓、按摩百脈相通的所有穴位，是能夠調節大腦皮層的

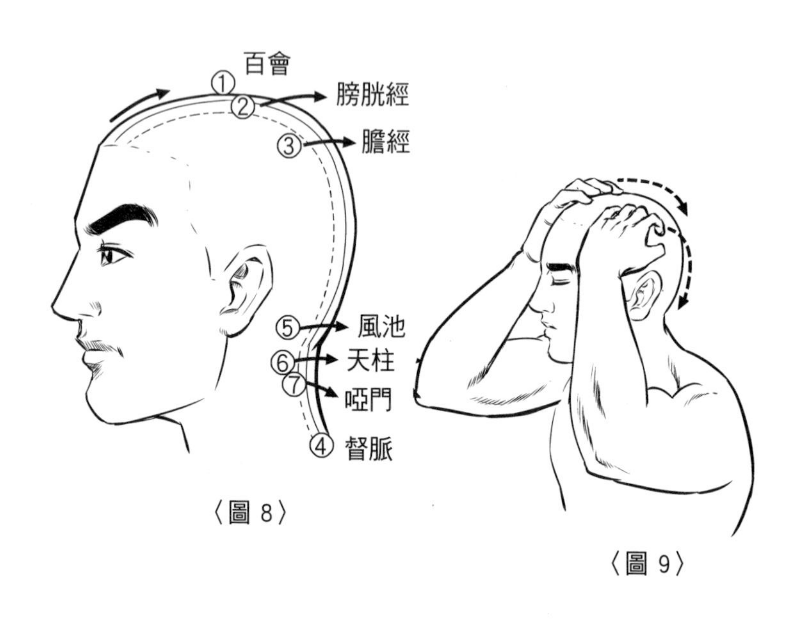

〈圖 8〉

〈圖 9〉

興奮和抑制過程、增進頭部神經機能、促進血液循環和皮下腺體的分泌、改善營養代謝的。（圖8、9）

（十一）健耳按摩

⑴ 耳殼按摩：用搓熱的兩手掌捂在耳朵上，進行上下來回按摩三十六次，上及耳前根部的穴位和耳部的耳穴，下及耳後根部的穴位和耳殼下側的耳背部分。（圖10）

⑵ 耳根按摩：用兩手的食指與中指夾貼在耳朵的兩側根部，前面按在「耳門」、「聽宮」、「聽會」穴位上；後面按在「顱息」、「瘈脈」、「翳風」穴位上，做原處按壓三十六次，輕重以感到舒適並聽到有

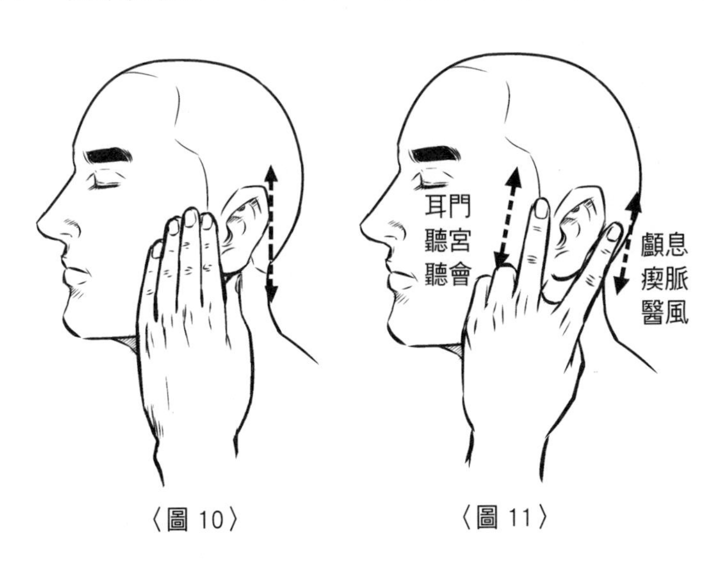

〈圖 10〉 〈圖 11〉

「咕—咕」的聲音為度。（圖11）

⑶ 鳴天鼓：用搓熱的兩手掌緊按兩耳孔，手指向後，中指相接於後枕骨之處，手指不動，兩手心做提起、按下動作三十六次。提按時應聽到「啪、啪」的響聲。（圖12）

⑷ 食指旋耳孔：用兩手食指插進耳孔，以指尖肚稍稍使勁旋轉拉三十六次。（圖13）

時間可接在髮區梳抓後做。它的作用是：小小的耳朵是整個人體的縮影，中國醫學認為各條經絡都直接或間接經過耳部，耳與臟腑有密切的聯繫。所以在耳殼上進行按摩和刺激，可以調整或恢復相應部位的生理機能，有利於治療疾病。如按摩耳根、耳殼，對老年性神經性耳聾、耳鳴有較好的效果，對耳朵其他疾患均有效。很多病人反映，做了耳部按摩一段時間後，精神煥

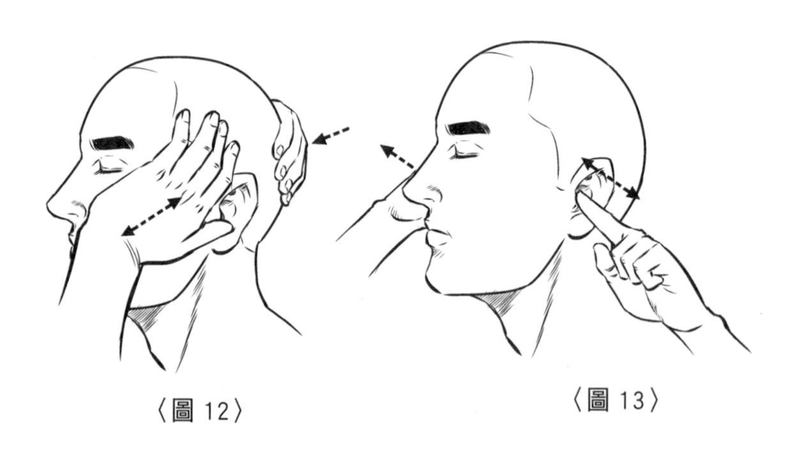

〈圖 12〉　〈圖 13〉

發起來了。這是因為按摩了耳穴上相應於睪丸和卵巢的部位，使之分泌出大量的荷爾蒙而起強精壯陽的功用。實踐證明：堅持按摩小小的耳朵，確能起到延年益壽的作用。

（十二）健眼按摩

按摩時正坐放鬆，輕閉目，以搓熱的兩手心按在眼區，也稱熨燙兩目，同時由外向內輕揉三十六次，這時似有一股熱氣流透眼內的感覺。再用兩中指指腹在眼眶外皮的「睛明」穴輕重適度地揉一圈，連揉三十六圈，閉目養神片刻。時間宜在早晚耳部按摩後進行。

此法古人稱為「開光運動」。眼常運則明，堅持久練能保持眼的活力，可防治老人眼睛遲鈍、失神、老化等現象。

（十三）健鼻按摩

用兩手中指腹沿鼻梁骨兩側的「睛明」穴向下擦到鼻孔外側的「迎香」穴，上下往返摩擦三十六次。

它的作用是——

1．能改善局部血液供應，並且可以防治鼻病和面神經麻痺；

2・能促進鼻粘膜的血液循環，利於有抗病作用的鼻涕正常分泌；

3・能潤濕鼻腔，保持正常溫度，增加耐寒能力。

（十四）睪丸按摩

用搓熱的兩手掌按摩兩顆睪丸和陰莖各三十六次或三十六的倍數，以輕柔無痛感為度。可在每天的睡前和起床前在被窩內進行。

宋代愛國詩人陸游，雖然終身坎坷，壯志未酬，但因常練此功，仍能享壽八十五歲：

據報導，按摩睪丸，可促進睪丸局部血液循環與新陳代謝，使睪丸酮的分泌增加，改善性功能。科學證明，激素荷爾蒙關係到人的壽命。

荷爾蒙量大的人壽命長，反之壽命短。據《新英格蘭醫學雜誌》報導，研究者測量了二百四十二名年齡五十～七十九歲男性的荷爾蒙的含量，然後跟蹤觀察了十二年，結果表明：沒有心臟病史的人荷爾蒙的含量較多，他們的死亡率比那些荷爾蒙含量少的人，要低一半左右。

增加荷爾蒙的最好辦法是摩睪和提睪。它是不需藥物的預防和治療心臟病的簡易良方。

（十五）耳垂皺紋按摩（揉捏）

有關資料報導，凡冠心病人幾乎都會在耳垂上出現一條耳垂皺紋（即從外聽道到耳垂底出現一條皺摺的斜皺紋）。（圖14-1）

根據耳朵為整個人體的縮影以及人體內臟有病會在縮影的相應部位出現信號的原理，從一九八八年開始經在病人的耳垂上進行揉捏及在各省市輔導退休人員進行自我揉捏，均收到佳好的效果。

方法為用兩手的拇、食兩指在耳垂的皺紋上或整個耳垂部位揉捏三十六下，手法由輕到重，以舒適為度，不必太用力，不使擦傷皮膚。如果病人自我揉捏，則兩手可以同時進行。

（十六）用穴位按摩功治療心臟病

當醫生確診你患有心臟病，或你的親人、朋友因心臟病突發而昏厥之時該怎麼辦？

遇到這一情況，除了設法送醫院外，你可迅速拿起病人的小指，用自己的拇指和食指使勁揉捏患者小指指甲兩側，這是心臟病發作時最簡便有效的急救方法。因為小指指甲靠無名指那邊有個穴位叫「少沖」的，它是心經的經穴，是治療心臟病和急救心臟病的重要穴道。

一個人平時如果有心區不適或者有時感到心跳過快，可以經常揉捏小指指甲兩側。每之揉捏三十六下，每天捏兩次，就會起到很好的預防作用。

另外，還可揉捏兩耳垂皺紋或整個耳垂三十六次，這對治療和預防心臟病也有很好的作用。此外，其他四個手指上的穴位對其他臟腑也有同樣的效果。拇指有肺經的「少商」；食指有大腸經的「商陽」；中指有心包經的「中沖」；無名指有三焦經的「關沖」；在小指「少沖」的對側，還有小腸經的「少澤」。（圖14-2）

從上述穴位可知，如能分別在手指的經穴上經常加以揉捏按摩，便能起到防治有關內臟疾患的作用。

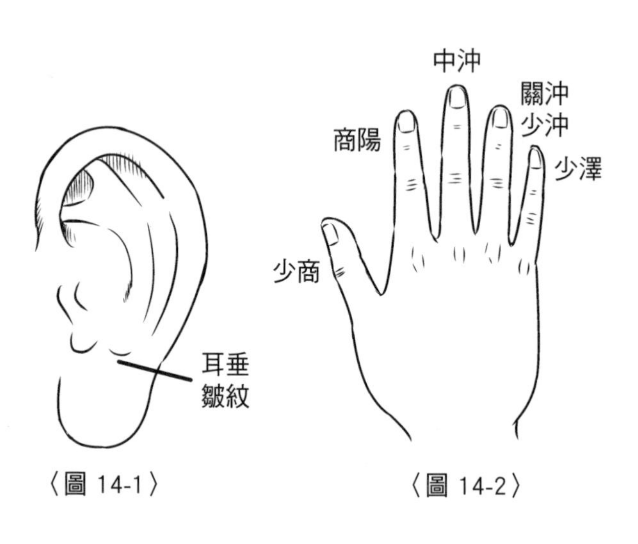

〈圖 14-1〉　〈圖 14-2〉

（十七）穴位按摩功治療高血壓

上了年紀的人，如果患上高血壓，千萬不要緊張。高血壓並不可怕，但如果你不加以重視，便有可能引起併發症。最常見的併發症是腦出血、心力衰竭和尿毒症，這才是可怕的。為防患於未然，你除了服藥降壓外，還可用穴位按摩功進行防治：

1・每天梳抓按摩頭部髮區穴位，每天早晚各一次，每次三十六下；

2・按摩「風池」穴三十六下，每天早晚各一次；

3・按摩腳心（即湧泉穴）三十六下，每天早晚各一次。

如此，便能很快控制住病情的發展，有些人還因此獲得痊癒。

（十八）穴位按摩功治療感冒

感冒是一種很難預防、治療又比較麻煩的病。它雖然算不上大病，但能使機體抗病能力下降，導致細菌感染，誘發各種疾病，如容易併發中耳炎、鼻炎、急性心肌炎、肝炎、慢性支氣管炎、肺氣腫和肺心病等等。所以，感冒有「百病之源」之稱。中老年人由於抗病能力低，身體防禦功能減退，如果不及時防治感冒，危害性就較嚴重，必須引起高度重視。防治感冒的最簡便方法莫過於穴位按摩：

1．**鼻翼按摩**：每天早晚各一次，每次三十六下。（詳見（四）：鼻翼按摩）

2．**太陽穴按摩**：位在眉梢與外眼角中間，向後一寸凹陷中處，用兩拇指搓壓三十六下，不必太用力，每天早晚各一次。

3．**多鍛鍊**：加強各功法的鍛鍊，增加抗病能力。

（十九）穴位按摩功治療頭昏眼花、腰酸背痛、四肢無力等症狀

頭昏眼花、腰酸背痛等症狀，可能是你上了年紀，器官老化、機能衰退所導致；但也可能是因為你腎臟虛損、腎氣不足所導致。

不論是年老機能衰退也好，或中年腎氣不足也好，只要堅持多做腎臟強化療法，就會很快恢復腎氣。方法如下：

1．**採用蹺腳小便**：小便時蹺起腳跟，伸直腰板，咬緊牙關。如能堅持幾個月，就能改善以往小便時間拖得長，老是感到「滴答、滴答」撒不完，又可消除小便沒有衝力和隨之出現的性欲減退或消失的現象。

2・腎俞按摩：每天早晚各一次，每次三十六下。（詳見（六）：腎俞按摩）

3・脊椎運動。（詳見脊椎運動功）

（二十）穴位按摩功治療癌症

患了癌症最可怕的往往不是癌症本身，而是人們「談癌色變」，過分驚懼，惶惶不可終日。這樣會導致體內的抗體和免疫功能失去抗禦能力，任使癌細胞生長和擴散。其實，人體對微生物有抗禦能力，對癌腫也同樣有免疫力。許多患了癌腫的人，有自行消退或痊癒，也有痊癒後一直健壯長壽的。所以首要的問題就在於患癌腫後自己能否正確對待。

1・患了癌症心理一定得開朗，情緒要穩定，這樣才能激發體內抗體和免疫功能發揮作用，阻止癌腫生長、擴散、轉移和殺死癌細胞。

2・堅持選練穴位按摩功和本書內介紹的適合自己身體和病情的其他各種小功法。因為這些小功法對任何疾病都能產生抵抗力，對體內的病變會產生修復力。

3・積極配合醫生治療。

做到上述各點，即使得了癌腫也能較快得到控制，或恢復健康。

道家無極功

無極功是武當張三丰傳下的一套道家內家功，與太極同出一源，先有無極再有太極。動作以人為中心，按照東、南、西、北四個方向，向左圓形移動；也就是說：人站在「土」位，根據「金」、「木」、「水」、「火」的五行方位連續不斷向左移動，並以隨時要抱球姿勢出現。每練一遍共二十二個動作，約需二～三分鐘，連續重複練四遍為一套，約需六～七分鐘。體力許可的，可以連續練幾套，體力不許可的練一遍也可：

道家無極功的特點是：

⑴ 只要有一平方米的空地便可練習，如陽台、室內等。它不受場地、寒暑、刮風下雨等的影響；

⑵ 適合年老體弱者；

⑶ 它對二十餘種慢性病均有效果，對心臟病、高血壓尤有顯著效果。

無極功的功法如下：

1 起式

兩腳分開同肩寬，足尖向正前方，全身自然放鬆。（圖15）

雙手緩緩抬起，掌心向下，同時雙膝微曲下蹲成馬步狀，目視前方。（圖16）

2 右飛合手

身體重心慢慢移至左腿，雙手隨之左移到左腹前，左手在上平左乳部、右手在下平腰帶部，雙手成抱球式，掌心相距約六寸許。（圖17）

身體緩緩向右轉移，重心移至右腿，隨之右手向右上方抹出，掌心對著面部，目視右「勞宮」穴，左手同時向左下方壓至左髖旁，成右弓步狀。（圖18）

3 左飛合手

雙手收回至右腹前成抱球式，右手在上左手在下。（圖19）同時身體由右向前向左轉移，重心移至左腿，左手向左上方抹出，動作姿勢同右飛合手，方向相反。（圖20）

4 推挽合手

雙手移至口鼻前方，掌心相對成抱球式，兩掌相距六寸許。（圖21）

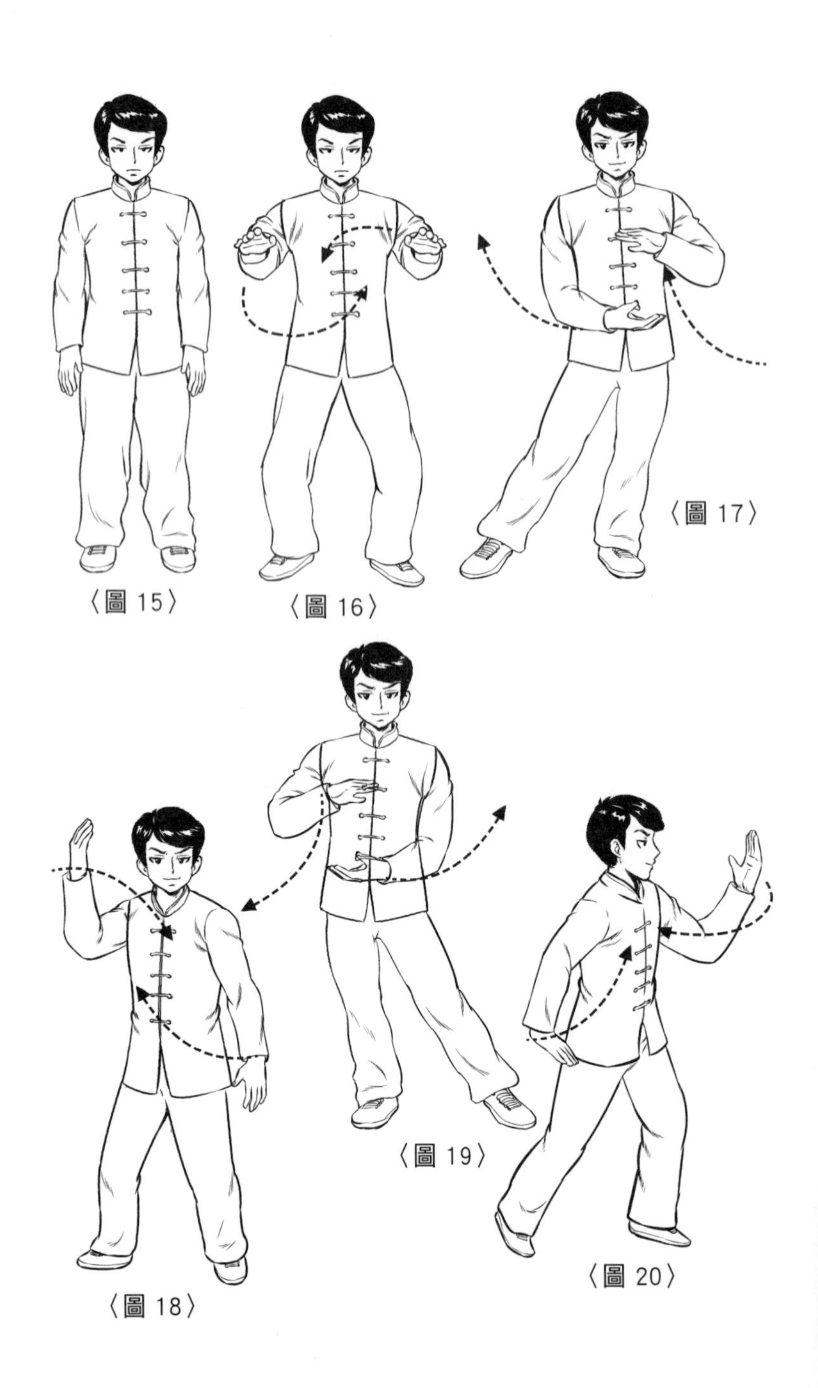

〈圖 15〉

〈圖 16〉

〈圖 17〉

〈圖 18〉

〈圖 19〉

〈圖 20〉

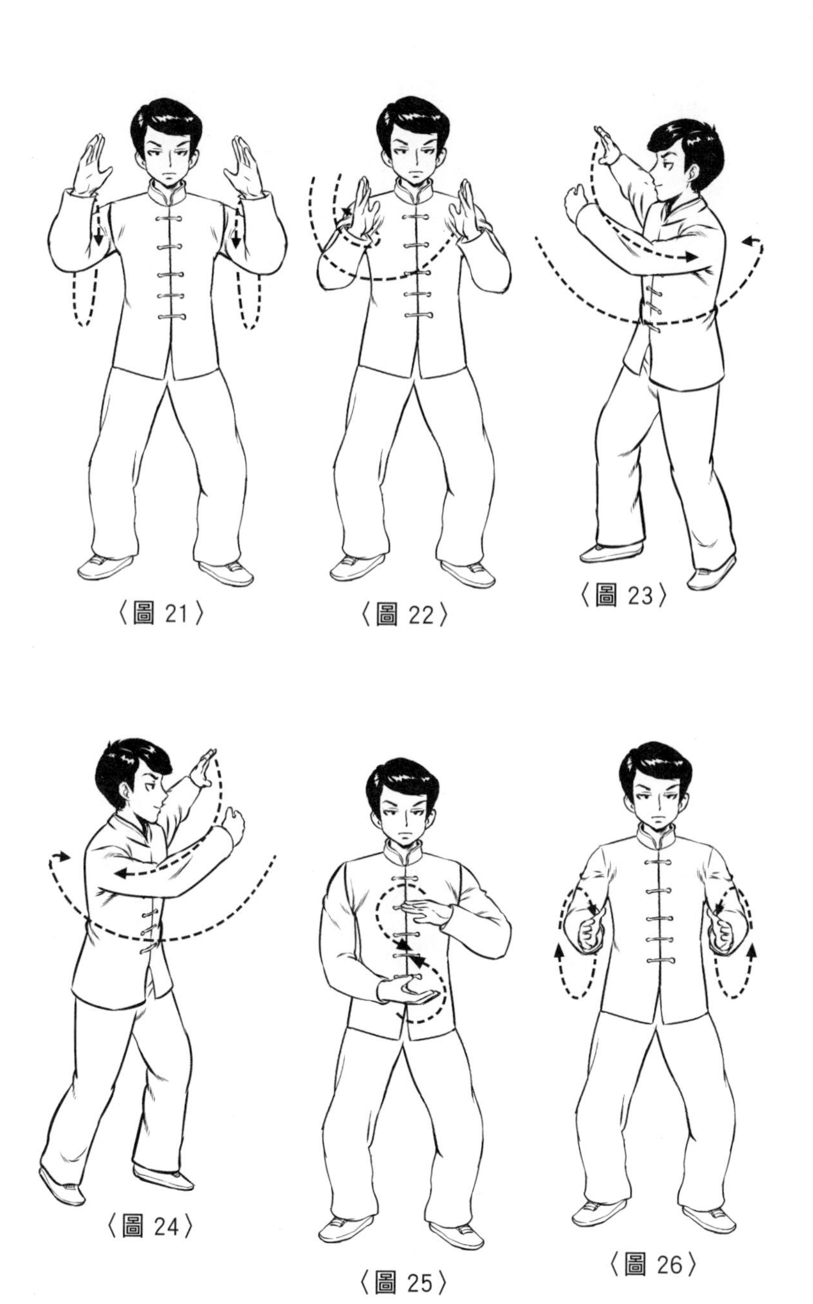
〈圖 21〉

〈圖 22〉

〈圖 23〉

〈圖 24〉

〈圖 25〉

〈圖 26〉

雙手在口鼻前先稍內收，後緩緩向前平推出去，掌心相對似抱球，距離面部約八寸。（圖22）

5 右眼外合手

接上式。雙手所抱之球緩緩運移至右眼外側，距右眼約六寸；右手心向外，左掌心斜對右掌心，左手稍低於右手，目視所抱之球，重心在右腿。（圖23）

6 左眼外合手

身體緩緩向左轉移，重心移至左腿，雙手抱球由面部前運移至左眼外側。姿式動作與右眼外合手相同，方向相反。（圖24）

7 右眼外合手

同前 5 。

8 上下盤手

雙手緩緩運移回到腹前，左手在上，掌心向下，右手在下，掌心向上，正對臍上下，兩手相距約六寸許成抱球式。（圖25）

右手從下向外上內，同時左手從上向內下上，雙手互轉一圈，恢復左手心向下右手心向上的原來抱球式。

9 左右盤手

身體左轉九十度，先左腳在原地腳尖左撇，腳跟旋轉九十度，再右腳向左前方移一步成兩腳分開同肩寬的馬步式；

雙掌由上下抱球緩緩變成左右相對抱球，指尖向前，置於腹前，雙掌相距約六寸；同時雙掌由外向內，左右揉球一圈。（圖26）

[10] 上下盤手

身體左轉九十度，腳步轉法同 [9]，盤手動作同 [8]。（圖27）

[11] 左右盤手

身體左轉九十度，動作姿勢同 [9]。（圖28）

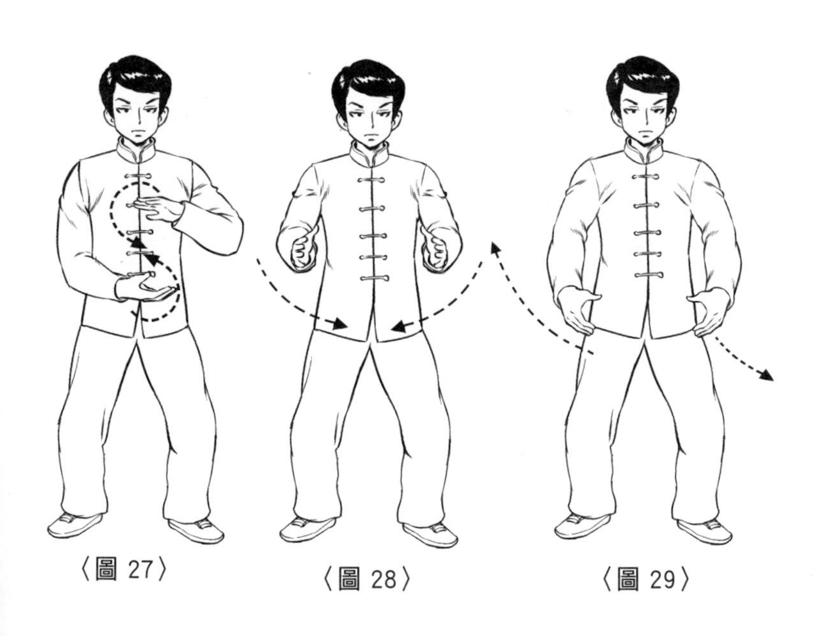

〈圖 27〉 〈圖 28〉 〈圖 29〉

12 膝合手

雙膝稍下蹲，雙手分開，從兩側向膝前下摟起到腹前成左右抱球式。（圖29）

13 轉身斜飛手

身體左轉九十度，雙手由左右抱球變左上右下的上下抱球式，右手緩緩向右上方抹出，掌心斜對面部相距約八寸，同時左掌向後下拉壓至左髖旁，重心移在右腳成右弓步。（圖30）

14 內雲手

接上式，由右弓步變馬步，右手掌由右向左側，從

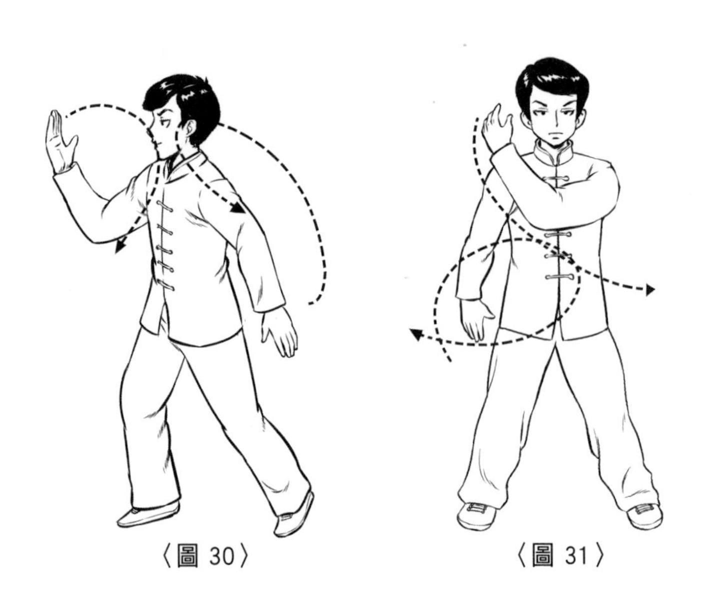

〈圖 30〉　〈圖 31〉

面前由外向內，由上向下劃弧如老龍洗臉狀；隨著右手下落的同時，左手由左向右上方，由外向內，由上向下劃弧，雙手互相交替各做五次。（圖31）

15 轉身斜飛手

身體左轉九十度，動作、姿勢同 13。

16 內雲手

動作同前 14。

17 轉身斜飛手

身體左轉九十度，動作、姿勢同 13。

18 內雲手

動作同前 14。

19 轉身斜飛手

身體左轉九十度，動作、姿勢同 13。

20 內雲手

動作同前 14。

21 臍腹合手

接上式，右手由腹前從右向左下方插向左手前臂內側過季肋向下劃弧，左手隨之向右前臂內側插下劃弧，雙手互相交替各劃弧五次。（圖32）

22 收式

接上式，雙手掌心向上似捧球緩緩上抬至與肩同高時，再翻掌緩緩下落至腹前再自然放回身體兩側，同時身體直立回原處。（圖33）

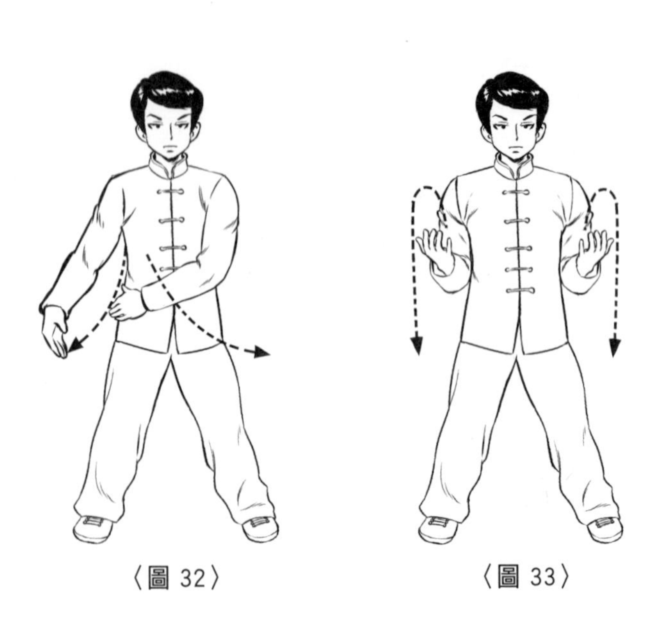

〈圖 32〉 〈圖 33〉

蓮花功

蓮花功可歸結為：四句話、二步法、四轉身。

四句話：蓮花開、禪心起、念佛經、修身心。

二步法：丁字步、二字步。

四轉身：

⑴ 左腳向前成丁字步，左轉九十度；

⑵ 左腳向左轉一百八十度成二字步；

⑶ 右腳向前成丁字步，右轉九十度；

⑷ 右腳向右轉一百八十度成二字步。

做完第一遍後接做第二遍時，改從右、右，再左、左，動作和步法全與第一遍相同。

蓮花功的功法內容為：

1 起式

兩腳並行分開與肩同寬，兩手自然垂於體側，全身

放鬆，氣往下沈。（圖34）

2 撐腕掌

兩手手心向下，從體側緩緩上抬與肩同高，同時身體稍下蹲。接著手心轉向相對再向上，慢慢收回到腰部，再由兩側向內轉腕轉肘轉肩成一百八十度立掌撐出，十指向上，（圖35、 36、37）

3 合拜掌

接上式，兩手向正前方合掌，拇指正對「印堂」穴慢慢下降至「膻中」穴前，眼觀中指兩腳成馬步站樁，上身先前傾再後坐如拜佛狀。（圖38)

4 左腳丁字步

接上式，重心落在右腳。左腳提起，腳尖朝下在右腳邊點地。先向右再向左劃弧，在正前方落地，腳尖向左，使兩腳成丁字形下跪。（圖39、40、41）

5 拗步轉身合拜掌

兩腳邊起立邊向左轉身九十度，成右腿直、左膝弓的拗步形，手勢不變置胸前，眼觀左側。（圖42）

6 蓮花開

收回右腳與左腳成馬步樁；同時將合拜掌提至頭頂「百會」穴，兩手先指尖後掌跟做蓮花開動作，逐步向

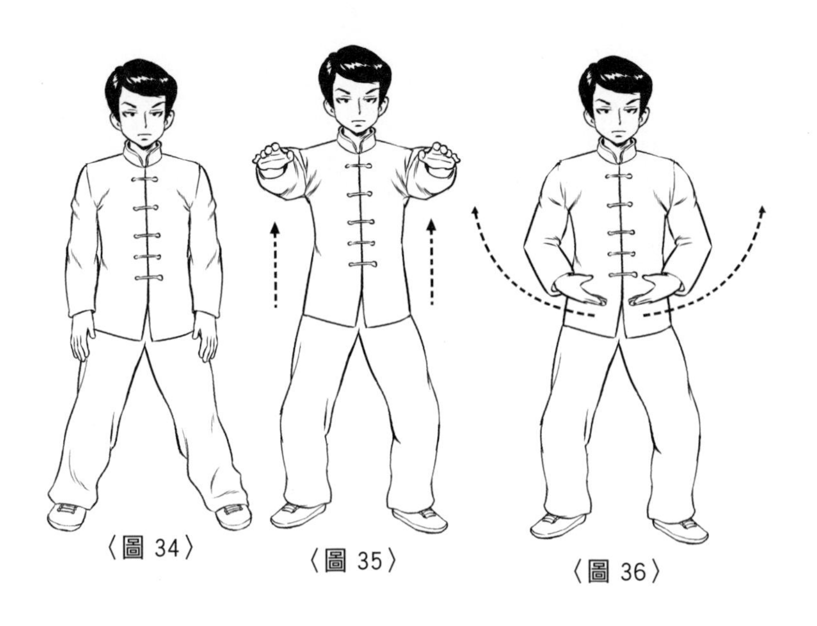
〈圖 34〉 〈圖 35〉 〈圖 36〉

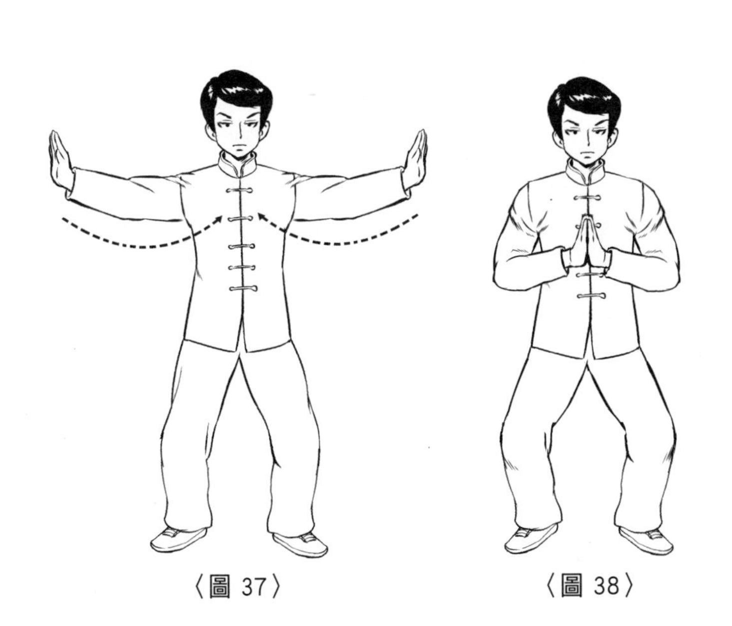
〈圖 37〉 〈圖 38〉

兩側分開。（圖43）

7 撐腕掌

接上式，當兩手伸直時轉腕、轉肘、轉肩，成立掌向兩側撐出。

8 合拜掌

同 3 。

9 左腳二字步

重心移在右腳，左腳提起，腳尖在右腳邊點地，然後從右腳外前向左劃弧一百八十度，左腳尖齊右腳跟，左腳跟齊右腳尖，下跪，手勢不變。（圖44）

10 拗步接中沖

手勢不變，身體邊升起邊向左轉一百八十度，右腳拉直，十指相對，掌心向下，曲兩肘，左肘高、右肘低，眼觀左肘。（圖45）

11 坐蓮思禪

收右腳並左轉九十度與左腳成平行馬步樁，同時手心向下，十指在膝上向兩側撥開，如坐蓮花狀。（圖46）

12 撐腕掌

同 2 。

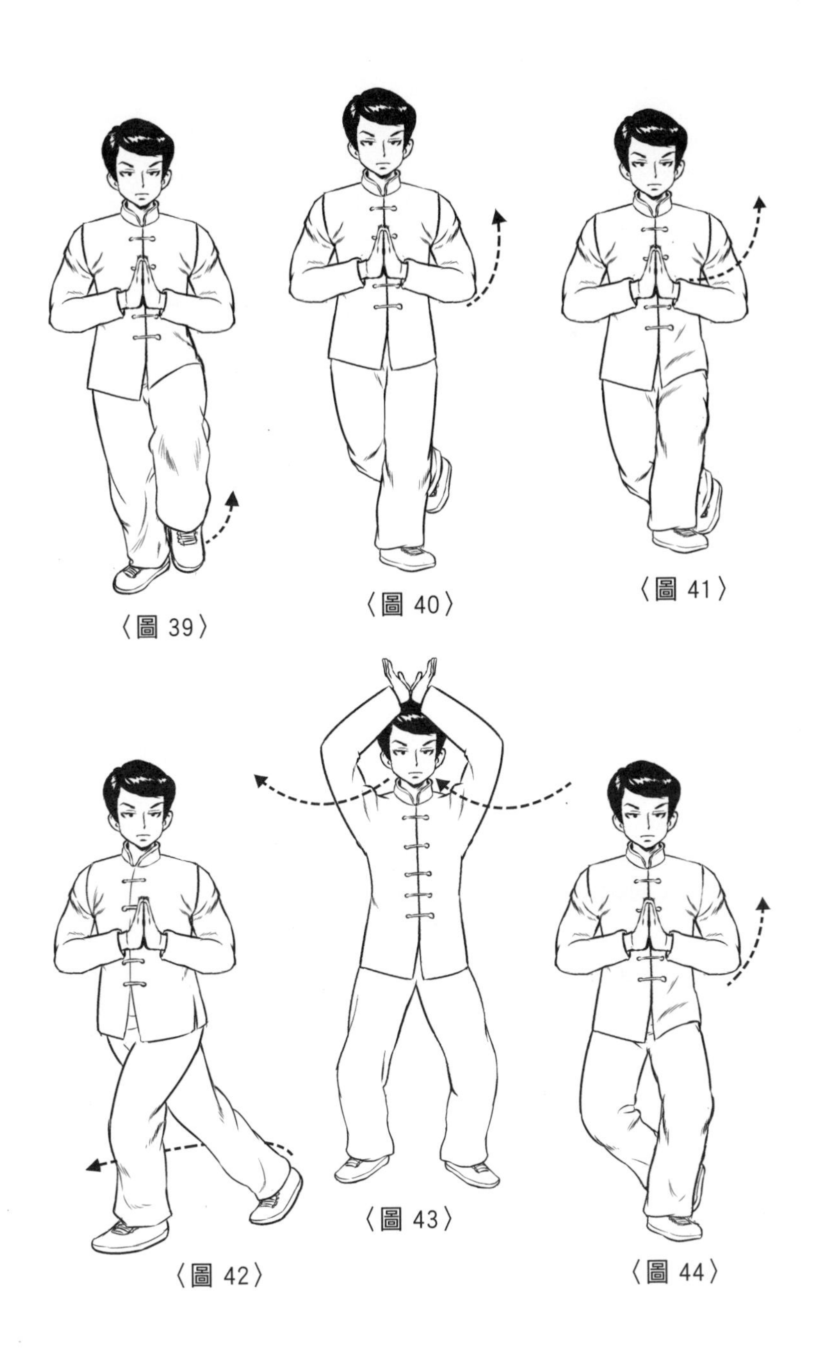
〈圖 39〉
〈圖 40〉
〈圖 41〉
〈圖 42〉
〈圖 43〉
〈圖 44〉

13 合拜掌

同 3 。

14 右腳丁字步

同 4 ，唯腳勢由左變右，方向變左轉為右轉。

15 左穿手

兩手從合手轉為手心向裡，左手指向上在裡，右手指向左在外，進行左手上穿，右手下移動作；至左手心對「印堂」穴，右手掌按在左肩胛處。（圖47）

16 十字合抱手

接上式，將左手向右下移按在右肩胛處，成「十」字合抱手動作。（圖48）

17 擴胸「勞宮」對「乳中」

兩手在胸前放鬆向兩側拉開至「勞宮」穴正對「乳中」穴，並進行擴胸和深呼吸一次。（圖49）

18 撐腕掌

同 2 。

19 合拜掌

同 3 。

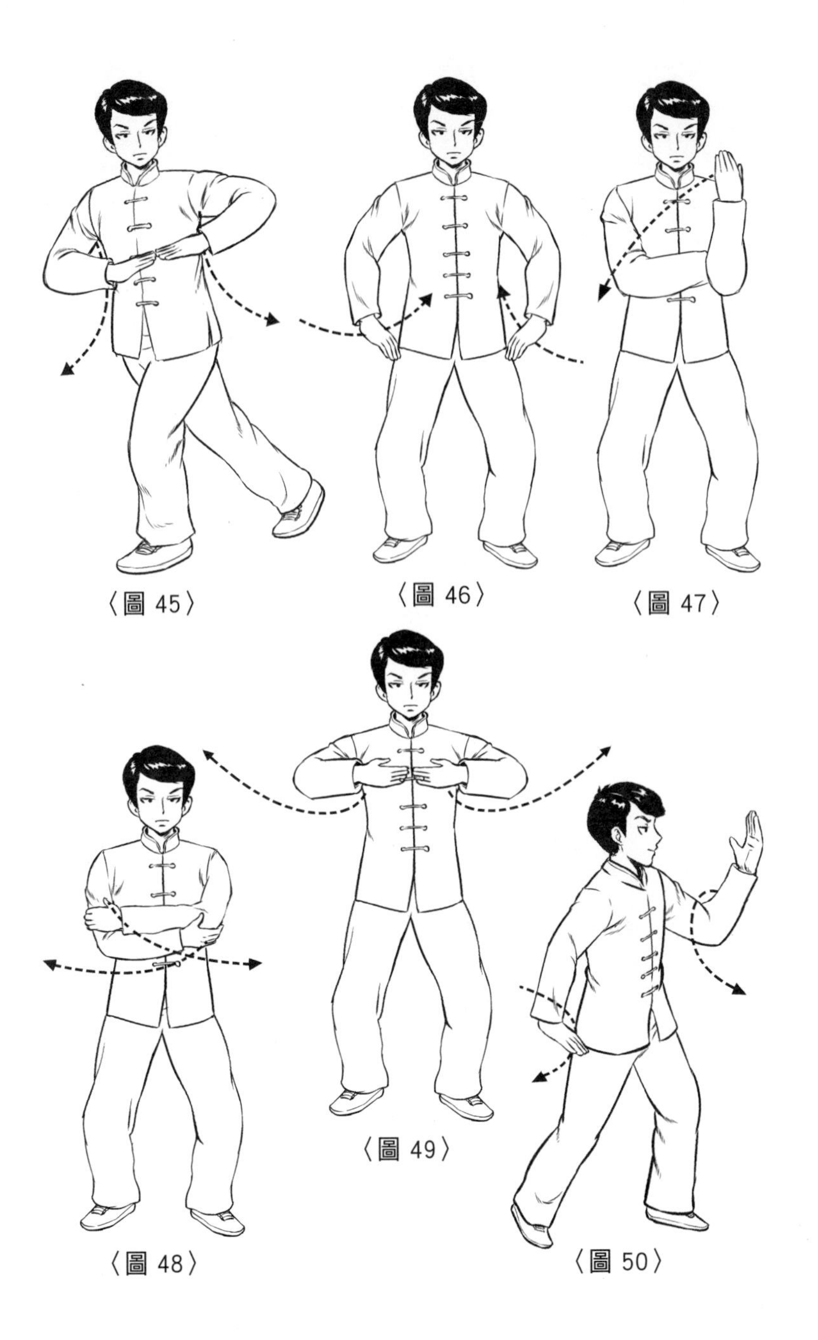
〈圖 45〉 〈圖 46〉 〈圖 47〉

〈圖 48〉 〈圖 49〉 〈圖 50〉

20 右腳二字步

同 9 。唯腳勢變左為右，方向變左轉為右轉。

21 拗步轉身合拜掌

手勢不變，身體邊升起邊向右轉半圈，左腳拉直，重心落在右腳，眼觀中指尖。同 5 ，唯方向相反，腳形左右互換。

22 雲手

接上式，收左腳並右轉一百八十度與右腳成平行馬步樁。兩手分開，左手心向裡向上緩緩過面部前方左移至手心對左肩；同時右手掌心向下向右移至「合谷」穴斜對「環跳」穴的左雲手動作。（圖50）接著再做右手在上，左手在下的右雲手動作。左、右雲手動作同，唯方向相反，左右手互換。

23 撐腕掌

同 2 。

24 合拜掌

同 3 。

做完第一遍接做第二遍時，方向相反，動作與第一遍同，做完後恢復到原來方位。

25 收式

羅漢手運氣：兩掌分開，兩臂內旋向前劃弧合抱至胸前時，拇指與中指相扣成小圓，食指、無名指、小指均為相對（羅漢手形）緩緩向胸部內移，至離胸十釐米處，向兩側拉開，並深吸氣一口，呼氣時放鬆手指，再向兩側劃弧合抱。如此反覆吸氣、呼氣連做三次。（圖51）

返璞歸元收氣：

接上式，兩手內外「勞宮」穴相疊，右手在裏，左手在外，「勞宮」穴貼在臍中，以臍為中心，順時針方向，從小到大劃圓九圈，上至心窩口，下至恥骨上（圖

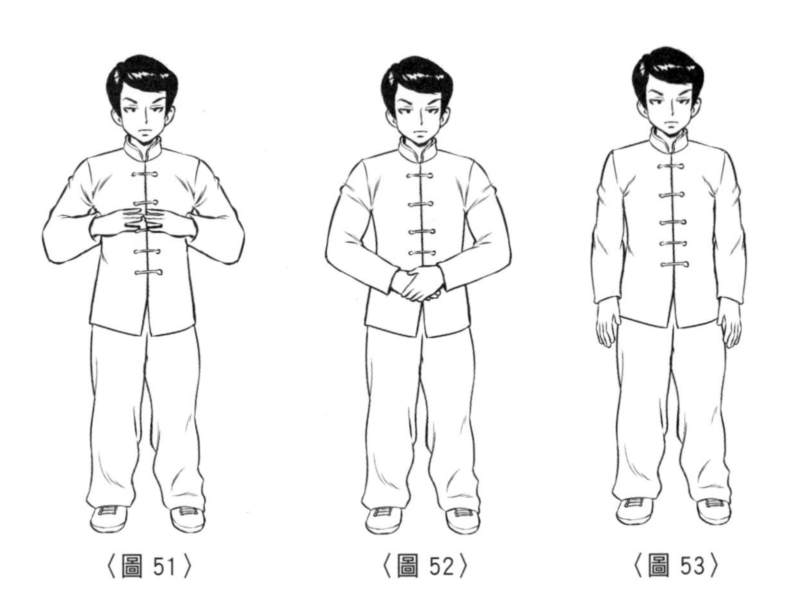

〈圖 51〉 〈圖 52〉 〈圖 53〉

52），再換左手在裏，右手在外以逆時針方向從大到小劃圓九圈至「勞宮」穴貼在臍中為止。稍停，深呼吸3次，接著兩手緩緩下移至大腿兩側，再成掌心向上收氣捧氣並從頭面、胸腹部貫氣後，兩手自然放回大腿兩側成自然站立式收功。（圖53）

說明：該功法係天台國清療養院根據台州地區氣功協會副秘書長、臨海中醫院副院長張尊安醫師的設計動作造型進行反覆修正而定稿的。經療養院長在寧波、椒江兩市的學習班中進行試教，證明該功能對老年人的自我保健和防治疾病都有較好的效果；尤其對肩周病和腰腿病的效果很突出。

道家列仙派站樁功

健康長壽和長生不老乃人類有生以來的一種願望。為了達到這個目的，祖先們創造出種種求長生不老的方法，其中道家的站樁、導引、按摩、呼吸、吐納靜坐等功法對人類的健康長壽起到很大的作用。

人類究竟能活多少歲？現代科學家已做出肯定的答覆，不久的將來，每個人的標準壽命為一百五十歲左右。下自是他們推算的公式：

1·是發育期的八～十倍（一般發育期為十五歲），壽命應該是一百二十～一百五十歲。

2·是成長期的六～七倍（一般成長期為二十二歲），壽命應該為一百三十二～一百五十四歲。

目前人類沒有達到應有的天年，主要原因是不良環境和疾病積累損害內臟而致。就生理學來說，人體的器官都是很強韌的：胃、肝、腎和五官等如能合理使用，用上兩百年也不會發生障礙，然而由於病魔的影響，機能就會減退，因遞減不已而至衰老直到死亡。道家認為：長壽不老的第一步是免於疾病的侵襲；第二步是健全生命本身的一切機能，尤其是內在機能，如使呼吸系統、消化系統、循環系統、神經系統、生殖系統等的官能組織經常保持健康狀態等。道家採用的方法是鍛鍊「精、氣、神」，主張無病才是健康長壽的基本條件。有了病再去就醫吃藥，其應有的壽命便受影響。提出「不損是養生」、「進補是長壽」就是這個道理。

由於科學和醫藥的發展，環境衛生的進步，生活條件的改善，致病因素的減少，人類壽命已在不斷上升。科學家認為人類衰老的原因除了疾病、環境、積累外，就是「新陳代謝」問題。一個人的身體內部無時無刻都在「去舊更新」地變化著，這就是細胞的死亡和再生，紅血球每天有四十億個左右死滅，同時也有相等數目的再生。新陳代謝愈活潑，生命也愈健康。這些都與道家丹道派提出的「人生可以長生住世」、生命可以「重起生機」的學說相一致。

當然，人類何時才能真正到達如此境界還有待於科學的發展，但健身延壽，該是無可置疑的事實。其中列仙派站樁功對於健身長壽確有極佳效果，現介紹於後。

列仙派站樁功法對養生來說是一種最簡易的健康長壽法。無論少年中年老年，也不論男女及身體素質之強弱，皆可鍛鍊，且有百益而無一害。它的特點是增強呼吸機能、祛除百病、強壯筋骨、暢通氣脈、增益體能、固腎強精、調理陰陽。

所謂增強呼吸機能，便是使吸入多而呼出少，則氣足可以養身，可以養精養血養神；吸入多呼出少，則可增足元關，補益身心於無形。嬰孩兒童，天然本能是吸入多呼出少，到中年老年時便逐漸呼出多吸入少，衰老隨期而至。所以長壽之法即在扭轉呼吸，使能吸長呼短，入多出少。練站樁功還可增強下丹田的熱力，增加腦力靈性，以及體內的陽分和經絡活力。

它所治之適應症有：高血壓、神經衰弱、失眠多夢、氣血虧損、精神倦怠、腰酸背痛、四肢無力、傷風感冒、夜尿頻繁、頭昏頭痛、血管硬化、風濕痲痺、手足痙攣、胃腸病、肝硬化、輕度中風及關節炎、腎虛遺精、早泄陽痿等。

站樁功的功法如下：

自然站立，兩腳左右平行分開與肩同寬，平均著力，五足趾微屈抓地，頭宜正，頸宜直，下顎微後收，虛腋、含胸、拔背，以使上身端正，肩肘微向下沉，兩肘微曲，兩臂自然下垂，兩掌心向下，五指微開，兩膝微屈，臀微下坐，勁合於腰髖部，全身放鬆而不用力。

兩眼半閉，目如垂帘，不向外視，耳不外聽，口微閉，齒微叩，舌輕抵上腭，全身肢體放鬆，靜心寧神，解除緊張情緒，摒棄一切雜念，意守下丹田，然後開始鍛鍊呼吸。呼吸以自然為主，正反呼吸均可，逐漸做深呼長吸，鼻吸鼻呼或鼻吸口呼。吸氣時綿綿將氣引至意守處稍做住氣，再漸漸將氣呼出。呼氣時宜意領內氣引至湧泉穴，因腳趾輕輕抓地，兩腳如老樹生根，巍然屹立，而內勁潛生，生氣與元陽也因而滋生不息。不久即感下腹發熱，熱力充沛時，自然形成動盈衝撞，衝出尾閭關，循夾脊關上升，過玉枕關升透至百會，復再下降至下丹田，此即任督開，周天通，此時靈性陽分充足，容易心靜無念。

初練以十五分鐘為宜，逐漸可增至三十分鐘或四十分鐘，最久以不超過一小時為好。如中途感到腿足酸痛可起立休息片刻，也可做些伸腿屈足舒腰動作，然後再練，足酸又止。往復行之，元氣自然旺盛，充沛全身，兩腳腿力自然增強，關節障礙自然祛除而靈活。復因兩足曲而擔負上身之重壓，呼吸機能自然逐漸轉強，久之即能扭轉呼吸，而使吸入多呼出少，藉吸空中氧氣而能為體內之陽氣。

每日以早餐前和臨睡前各做一次為宜，最多不超過四次，另兩次放在午餐前和晚餐前行之。宜在室內做為好。忌當風做功，功畢後，最好散步休息二十分鐘再就餐。

做功時除呼吸鍛鍊外，當須守竅（穴位），即把注意力集中某一部位。

練畢收功時，須行「氣息歸元」法，即無論意守何處，均應意想，將全身氣息緩緩向中丹田集聚，並以右手掌心貼在肚臍孔上，由右向左由內向外，由小到大摩至心窩口處，再換左手手心貼於心窩口，從左向右由外向內由大到小按摩三十六圈，休息片刻即可收功。

通天貫地功

通天貫地功能夠排除體內病毒和吸收天地之精華，它的功法是：

⑴ 預備式：身體直立，兩腳分開與肩同寬，兩手自然下垂於體側，全身放鬆，氣往下沉（圖54）。

⑵ 兩手心向下，呈六十度在正前方吸「地陰」緩緩上提至與肩同高時，反掌收「天陽」，並稍停片刻（圖55）。接著緩緩上捧向「百會」穴貫氣，並默數一～五數字（56）。再從前面下至兩手心正對兩腳背，意念將病毒氣從「湧泉」穴排入地下（圖57）。再吸「地陰」從後面上（圖58、59）。爾後恢復到原來的預備式。

⑶ 兩手心向下，呈一百八十度，兩臂成一字形從兩側吸「地陰」緩緩上提至與肩同高時，反掌收「天陽」稍停片刻（圖60）。緩緩上捧向「百會」穴貫氣，

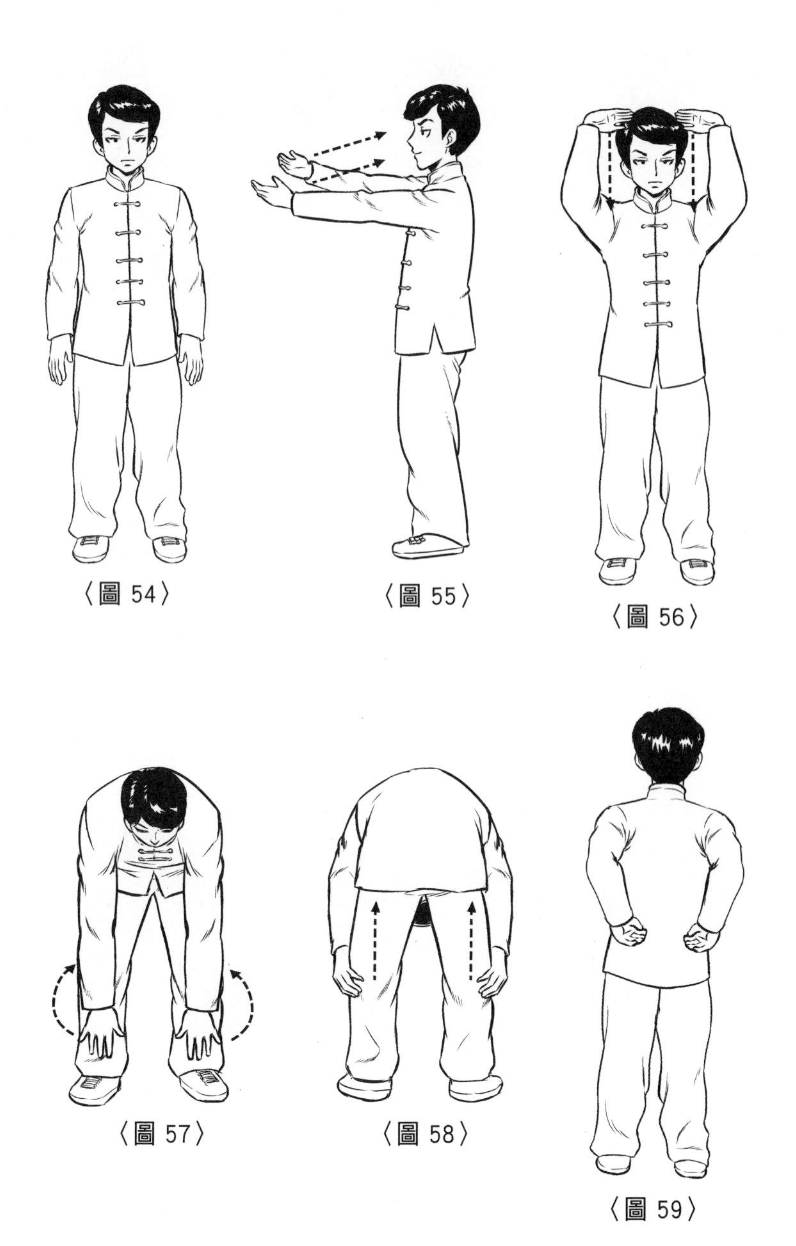
〈圖 54〉 〈圖 55〉 〈圖 56〉

〈圖 57〉 〈圖 58〉 〈圖 59〉

並默數一～五數字（同圖56）。從後面下，下至兩手心正對兩腳背（圖61），意念將病毒氣從「湧泉」穴排入地下（同圖57）。再吸「地陰」從前面上（圖62），恢復到原來的預備式。

⑷ 兩手心向下，呈九十度從兩側吸「地陰」緩緩上提至與肩同高時（圖63），反掌收「天陽」向「百會」穴貫氣均同前，不同的是排病毒氣是從兩外側下（圖64），再從兩腳的內側上（圖65）而收功。

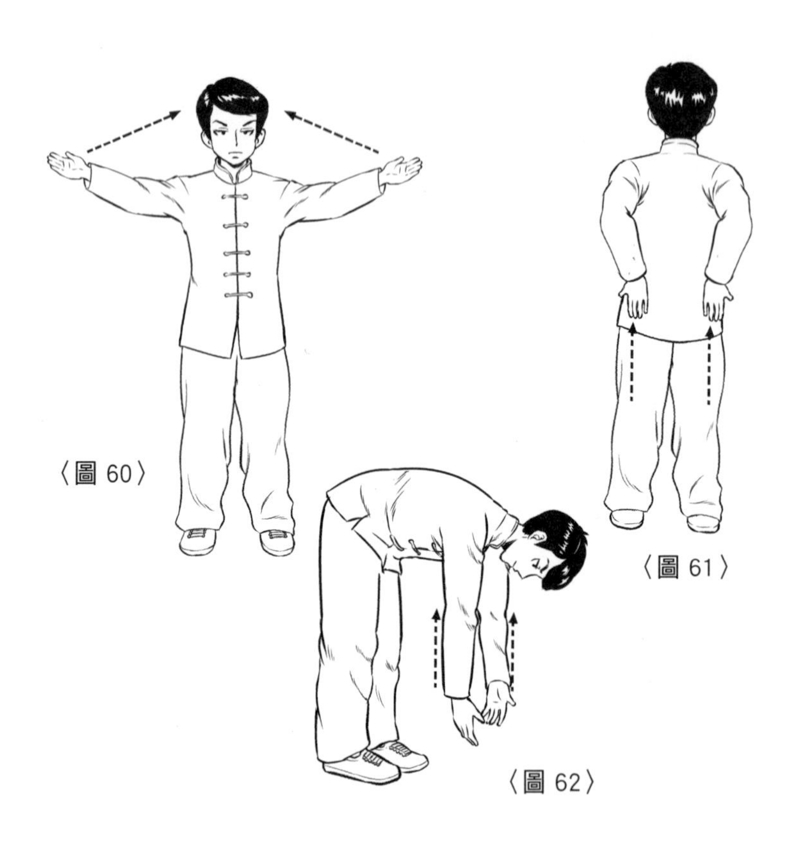
〈圖 60〉
〈圖 61〉
〈圖 62〉

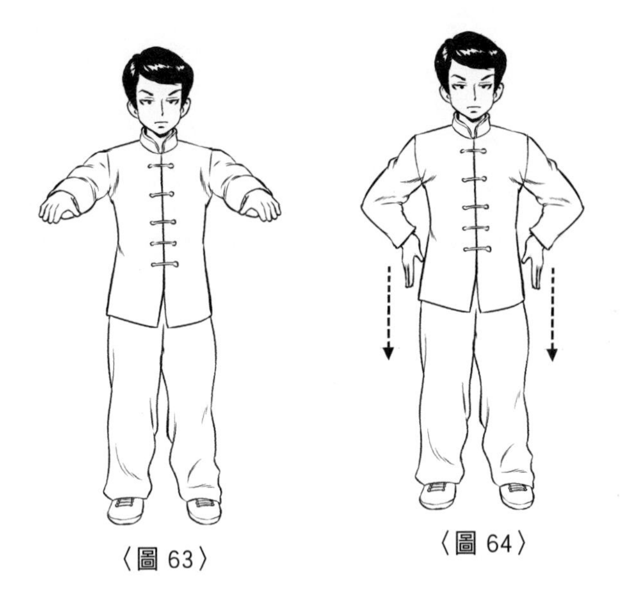

〈圖 63〉 〈圖 64〉

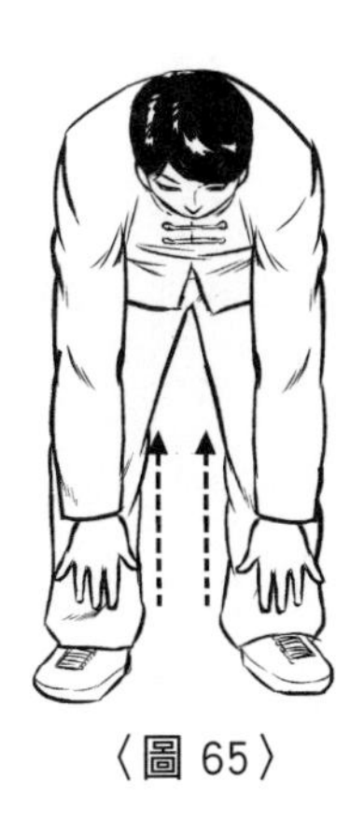

〈圖 65〉

拔腰功

肥胖病的發生都是平日安逸坐食不做體力活動，致使體內脂肪積儲過多而引起的，它的危害相信已引起人們的普遍關注。

肥胖病者，頸短腹大，體重已超過正常範圍。肥胖而不到成病程度者，不要「談胖色變」，緊張恐懼。下面的公式可測試自己的體重：即本人的身高減去一〇五等於自己應有的體重。譬如：身高175公分減105等於70公斤。如果體重超出標準，才需要採取減肥措施。

患上肥胖病，要耐心尋求減肥辦法，切忌「急病亂投醫」或硬性進行「節食」。因為突然節食會使身體內部機能缺乏所需的營養而受到破壞，會引起心臟機能失常、心悸亢進、呼吸困難等一系列症狀。

治肥胖症最安全和有效的辦法不外控制飲食和堅持運動。在飲食方面應少吃脂肪多吃素淨東西，運動方面

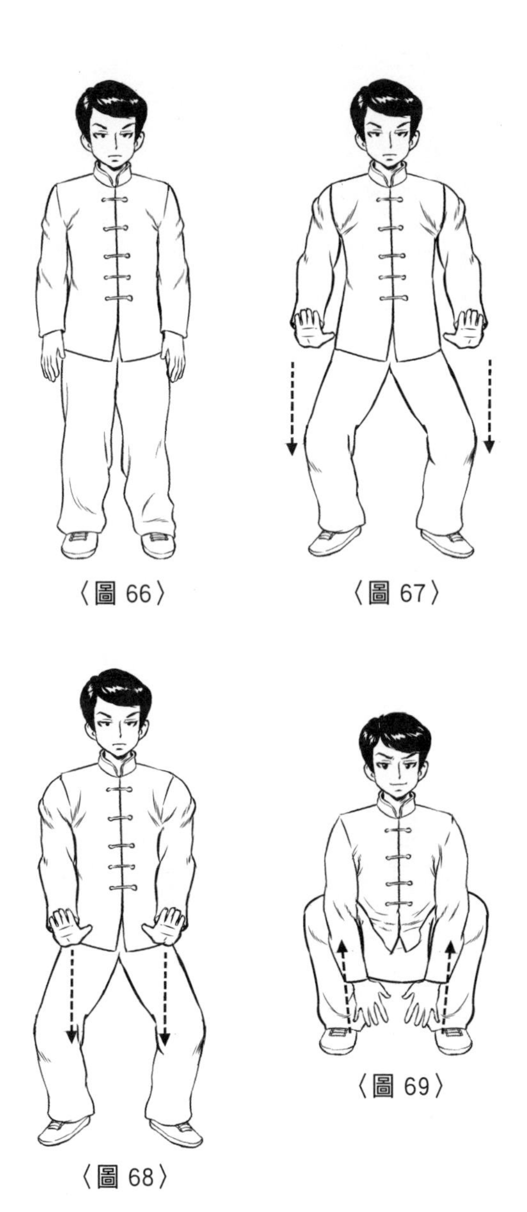

〈圖 66〉

〈圖 67〉

〈圖 68〉

〈圖 69〉

可堅持做減肥拔腰功。

減肥拔腰功是減肥和治肥胖症的理想功法。它的方法簡便，容易學，容易堅持。

方法如下：預備式：兩腳分開同肩寬，目平視，舌抵上腭，嘴微閉，兩手自然下垂於體側，自然呼吸。開始：腳形不變，兩手成掌心斜向下，腰上拔，臀部邊微向下蹲邊微曲膝，邊兩手在兩側下按，當下按、曲膝、拔腰九次後，雙手移至膝蓋上約一寸處，身體繼續下蹲，同時雙手也往下搓按，當第二個九次數完後，臀部基本接近地面，雙手離地約兩寸；稍停片刻，接著雙手邊搓按，腰邊向上伸，數完第三個九次時成曲膝馬步狀，再將雙手放至身體兩側，邊按手邊伸腰，數完第四個九次時，身體恢復原狀。這樣為一套，即從上至下，再由下到上，共數四個九次，如體力許可，可以再連續做下去。（圖66～69）

心區疏導功

心區疏導功對心、腎兩臟的效果較明顯，適合中老年人的鍛鍊。

它的功法是：

⑴ 預備式：雙腳並立與肩同寬，舌抵上腭，全身放鬆，兩眼平視，氣往下沉，排除雜念（圖70）。

⑵ 展翅：兩臂由體側緩緩前舉，手心相對，足跟稍提起，邊上舉邊向兩側分展、擴胸，身體向後彎曲，仰視上空（圖71、72-1）。

⑶ 合翅：兩臂弧形向下合抱，緩緩下落至下丹田兩側，手心向內，指尖相對，足跟落地（圖72-2）。

⑷ 提腎水：雙手由兩側在下腹部反掌捧氣，十指相對，掌心向上，上提至「膻中」穴（圖73）。

⑸ 滅心火：兩手手掌朝右，十指向上，左手高於右手（右手五指在左手掌根處）緩緩上提（圖74）。

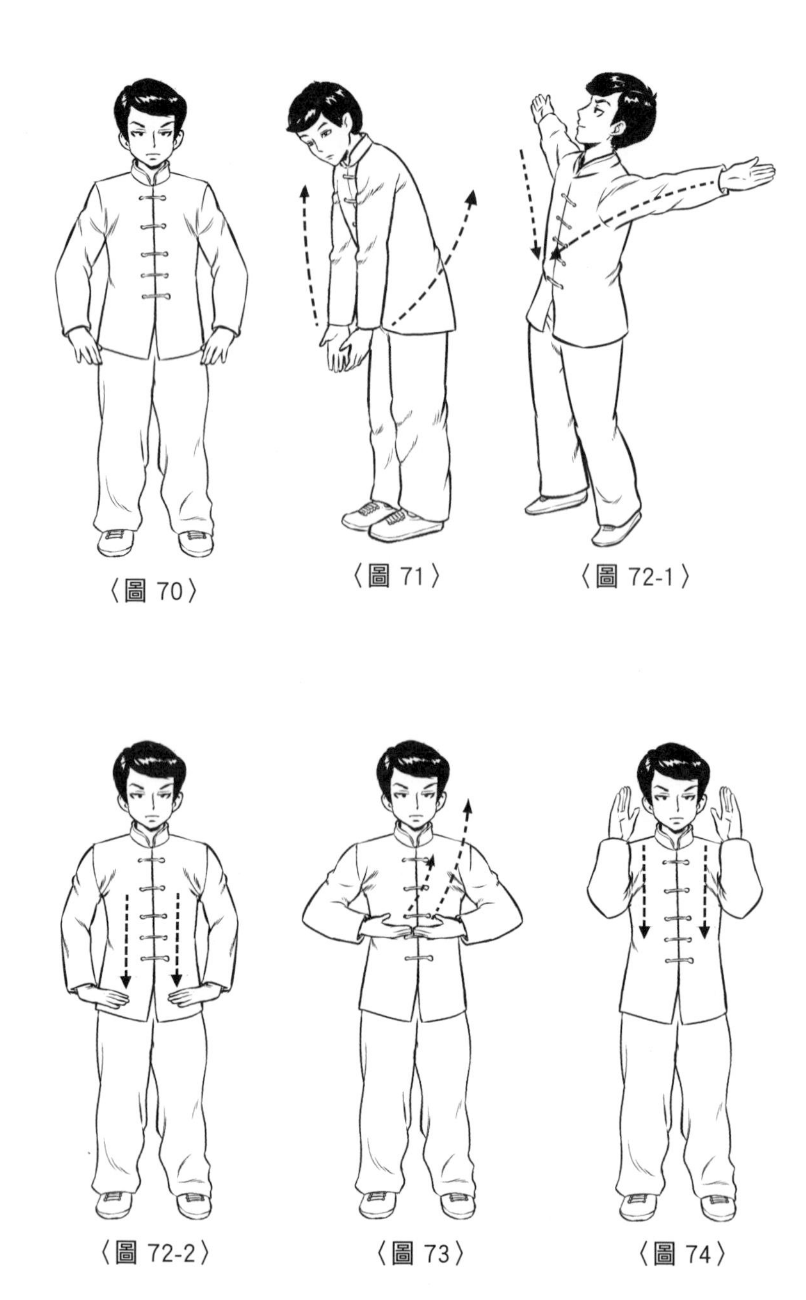

〈圖 70〉 〈圖 71〉 〈圖 72-1〉

〈圖 72-2〉 〈圖 73〉 〈圖 74〉

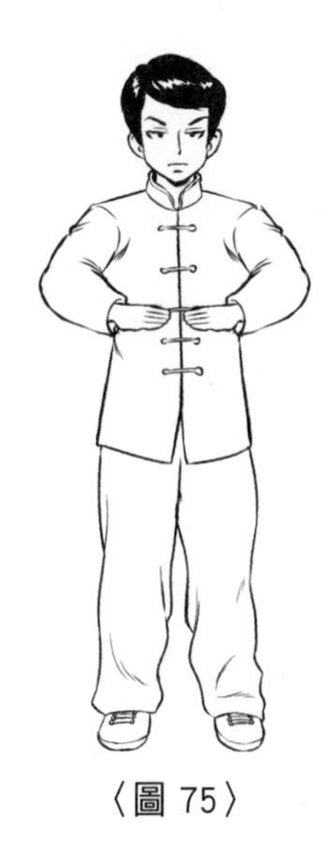

〈圖 75〉

⑹ 調血壓：左手掌心對準左「太陽」穴，右手轉掌成掌心斜對面部，由左至右經額部掌心對準右「太陽」穴，然後兩手手心斜向裡，十指相對，緩緩下落至「膻中」穴的位置（圖75）。

⑺ 排病氣：雙手手心朝下，繼續緩緩下落，邊下落邊呼氣，意念排盡所有病毒氣。待兩手下落至下腹部分開至兩側，再恢復到原來預備式的姿勢。

接著再從第四節開始做至第七節，連做九遍。

⑻ 收式：做完9遍後，兩手向兩側捧氣，緩緩向頭、胸、腹部貫氣，恢復原來的站立姿勢而收功。

脊柱運動功

脊柱位於項、背、腰、臀部正中，它是人體的中軸，起著負重、運動、呼吸和平衡肢體的作用，同時又有保護和支持內臟、脊髓的功能，它還是「督脈」經循行分布區。常做脊柱運動，具有如下效果：

⑴ 促使脊柱及脊神經部位的血液循環，有利於各部位的新陳代謝。

⑵ 激發大腦中樞支配肢體和內臟的傳導作用。

脊柱運動功分俯仰和運轉兩節。

脊柱俯仰

身體直立，兩腳分開稍寬於肩，目平視，兩手自然下垂於體側，全身放鬆，氣往下沉（圖76）。

⑴ 兩肩臂外旋，手心向前。

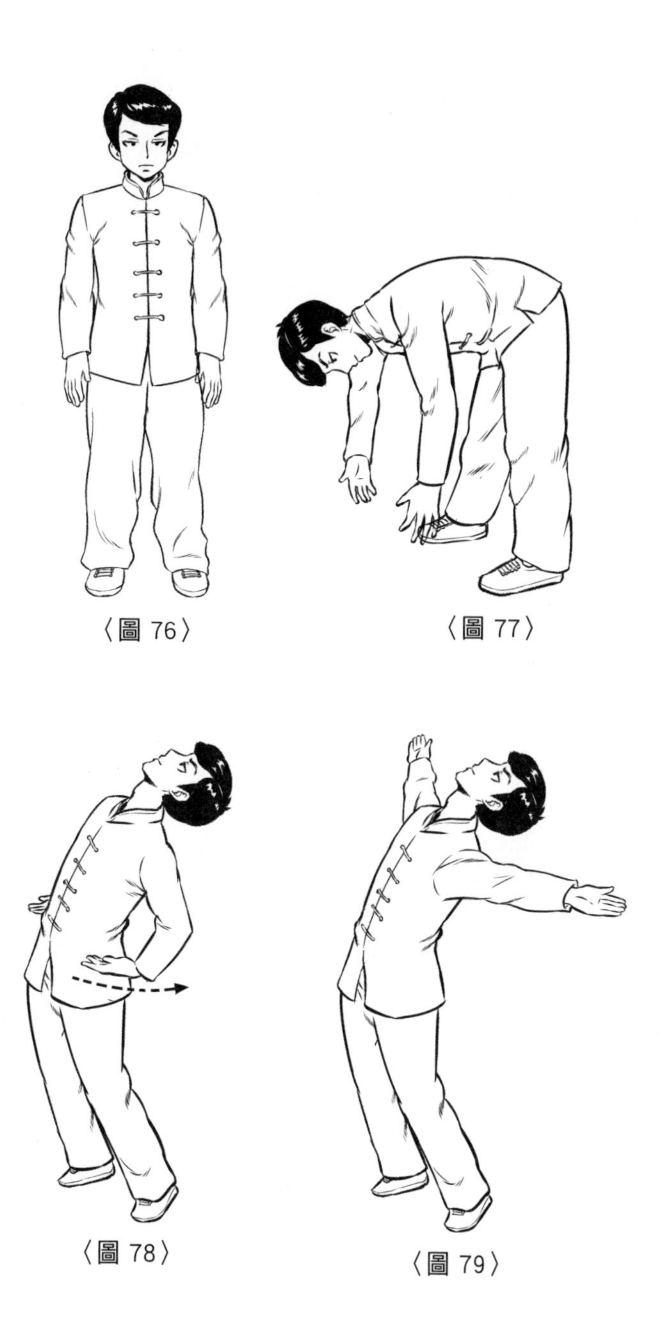

〈圖 76〉

〈圖 77〉

〈圖 78〉

〈圖 79〉

⑵ 挺胸，兩膝伸直，兩肩外展，兩手向兩側劃弧，同時上身下彎，在兩手劃全小腹前時，手心相對似抱球狀，目視所抱之球（圖77）。

⑶ 兩手內放至臍兩側之「帶脈」處，兩膝彎曲，膝蓋前挺，上身後仰，目視上空（圖78）。

⑷ 接上式，兩肩臂儘量外展接做前俯抱球動作（圖79）。

做完以上①、②、③、④動作後為一遍少連續做九遍後，再接做下式：

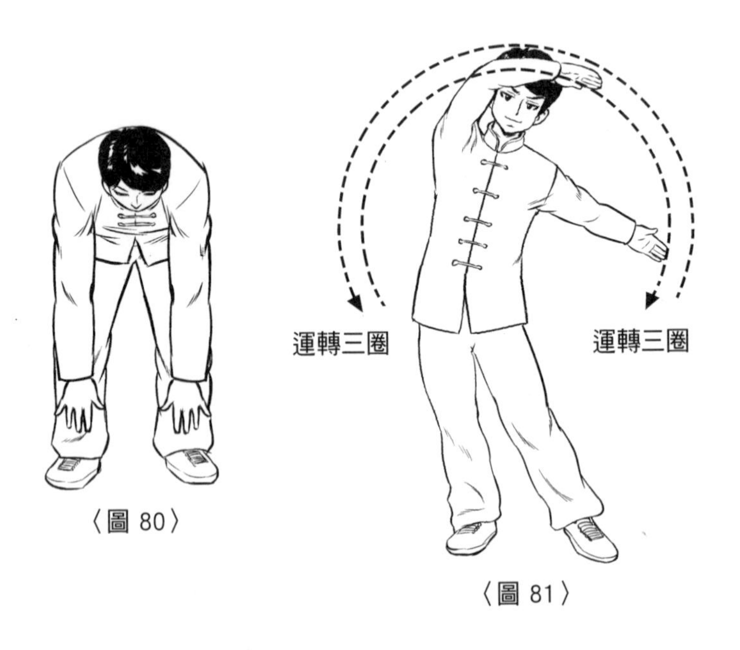

〈圖 80〉

〈圖 81〉

左右運轉

⑴ 向前彎腰，十指下垂抵兩腳中間地面處（圖80）。

⑵ 將手指移至右腳趾前，向左做順時針方向劃圈，身體也隨之向左向後仰面彎腰至起始處為一遍，連做三遍；接著再從左向右以逆時針方向做三遍，動作同上式，唯方向相反（圖81）。

收式

雙手向兩側捧氣，同時恢復到原來站立時的姿勢而收功（同圖76）。

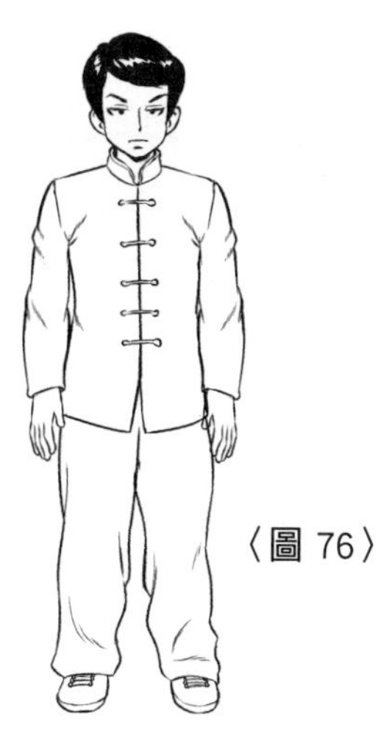

〈圖 76〉

靜功

靜功即靜坐，亦稱內功，它和動功或叫外功是兩種不同的修煉方法。前者以練靜為主，後者則以練動為主；練功時全身可以做各式各樣的動作，靜功則是練「精、氣、神」。由於「內養則外充，內健則外壯，內實則氣全，內強則神旺」的關係，所以練靜除了與練動一樣能達到健康長壽的目的外，還由於外靜形體能進而內靜心性，使性靈、精神、道德修養外歸趨於崇高境界。《黃帝陰符經》云：「自然之道靜，取天地萬物生」。道家丹鼎派說：「靜為生門，動為死戶」、「動極必靜，不靜則死，生生不息之機全在一靜中來，天地萬物莫不皆然。」現代醫學採用的「休息療法」、「精神療法，均由此而來。人在入靜後可以暢通經絡氣脈，培育元氣，強固消化器官，旺盛血液循環，增進生殖機能，促進人體細胞之新陳代謝，減少疾病之產生，並可煉心養性，加速精、氣、神的修煉。而所有這些，在很大程度上不是專修動功就能達到的。所以在修煉動功到一定程度後，必須兼修靜功。靜功在許多方面可以補動功之不足，也許這就是歷代佛、道、儒三家重視靜坐內修的原因所在。

靜功的做法十分簡便，無論男女老幼人人能學、能修、能成。

靜坐的方法：

靜坐時宜坐在後面稍高、前面稍低的定製的硬板凳上，並厚鋪坐褥，防止久坐身體疲倦。面向東，取其生氣，時間最好在子、午，場地以空氣流通的室內為好，但不能當風做功。坐時必須寬衣解帶，使氣息得以行住自如。

1 調身

根據本人條件，能以穩坐久坐不動搖為原則，可選擇雙盤、單盤或自由盤，或取垂腿法靜坐也可。垂腿法即坐在凳上約三寸，不使外陰受到壓迫即可。要求上身與大腿成九十度或大於九十度，大腿與小腿成九十度或大於九十度，兩腳平行與肩同寬。兩手心朝上，左手在下右手在上，相疊置於兩股之上；頭宜正，下顎微收，正胸，直脊，腰不可彎，使氣易於上下通達。口微閉，唇齒相叩，舌輕地上腭，有津液產生滿口時，慢慢吞咽，以意送至下丹田，可助消化和有長壽之功。目垂帘導引內視臍下，寂照下丹田，可使腎水上升，心火下降，而使心腎相交，得到水火相濟之效。

2 守竅

守竅則精神意念集中，守住身體某一竅位，繫心於一處。通常守的竅位有上丹田、中丹田和下丹田、命門、湧泉等穴處。開始時守臍下三寸處的「關元」（下丹田），此穴具有強壯作用，能培育元氣，增強機體功能。守竅要領是：宜任其自然，在似守非守、有意無意的狀態下行之，不可過於勉強。久行之，雜念自可斷滅而達一念不生、寂然不動之境。

3 調息

即為呼吸，氣功家又常稱「吐納」。初學靜坐的人，以採用自然呼吸或鼻吸鼻呼為宜。入坐開始，調身完畢，可行鼻吸口呼七次，即行氣沉丹田，以誘導入靜。氣沉丹田法，也是「上虛下實」的最初手段。「上虛下實」的要領是「細、長、深、勻」的「四字訣」。細者，以自耳不聞聲息為原則；長者，即減慢呼吸頻率，做到一分鐘僅四～五次呼吸，一時不能做到也無妨；切忌強行閉氣；深者，要求息息能到達下丹田，次到「會陰」穴，再次至「湧泉」穴；勻者，便是使呼吸柔和均勻，節奏自然勻稱，由此便可漸漸進入「腹式呼吸」。腹式呼吸通常又分正呼吸和逆呼吸。

4 調心

也叫煉心，這是靜坐中最緊要的一關。打坐時，首先要放下一切，無心無物，無思無慮，總的要求是「一念不生，內外雙泯，清虛澄澈，心境兩念」為第一原則。

5 收功

首先鬆開兩手，互相搓手至發熱，按摩面部三十六次，再搓熱熨燙兩目。再鬆兩腿，按摩「湧泉」穴，右手擦左腳，左手擦右腳各三十六次，再轉擦膝蓋和大腿至兩腳不致麻木時即可下坐。垂腿靜坐時亦可仿此。

總之，靜坐法唯一要訣就是一個「靜」字，靜則有無限生機，靜則有無限妙用，同時靜中有無窮變化，靜中有無窮境界。

所以古人云：「靜裡有乾坤，定中藏天地。」

學習靜功雖不難，但要真正達到健身祛病目的，卻也不容易。

首先是「靜」的問題。初練時往往由於「求效心切」，越想靜越靜不下來，越坐越感到心惶煩躁，無法再坐，更談不上闖下面的「關」了。這個時候，應當把「欲速則不達」作為座右銘，克服「求速效」的錯誤心理，讓一切皆聽其自然，甚至把死亡也置之度外。經過一段時間的實踐，煩躁不安的心便會變得寧靜，便可以有較長時間的靜坐。

做靜功還可採取分部位放鬆法。逐部放鬆的順序為：頭頂→「印堂」穴→「人中」穴→喉頭（內部）→肩臂→胸背→腹→腰胯→大腿→膝蓋→小腿→腳心。意念每至一個部位，便同時念一個「鬆」字，連續地默念，人便慢慢進入靜之境界。

此外，在吸氣和呼氣上也大有講究。吸氣時要意想「靜」字，呼氣時要意想「鬆」字，並在呼吸中加數1～100的數目字，如此反覆進行，意念便可以完全集中於數息，進入入靜狀態。

做靜功還可兼修《小止觀》法。

《小止觀》是佛教天台宗智者大師的著述，主要是修習坐禪的方法，屬於一種自我心身調攝療法。《因是子靜坐法》說：「止」就是把心靜止下來，勿使思想散亂鶩馳，「觀」是在心靜的基礎上閉目返觀自心而後明察心境。氣功靜坐者在學會調和功夫後，進一步修習止觀法，能夠漸收調攝心身、和諧全身氣血之功用，從而達到防治心身疾病的作用。

甩扭功

當您患了頸椎病或肩周炎而感到苦惱時，不妨練習甩扭功法來解除痛苦。

頸椎病和肩周炎都是老年人的常見病，一般認為是老年體質退化所致，也與往昔跌打損傷有關。多年來，我們氣功療養院對退休老人集體療養，及對中老年的門診治療中，採用甩扭療法來治療這一疾病，取得相當明顯的效果。

（一）頸椎病的甩扭治療功法

預備：兩腳平行分開稍寬於肩，兩臂自然下垂於體側，全身放鬆氣往下沉。

動作：頭和上身向左後扭轉帶同肩臂向左後甩扭，使右手心貼近左環跳穴，左手合谷穴貼在右環跳穴；重心落在右腳，稍屈膝彎，左膝似直而不僵，兩眼正視右內踝，接著兩臂順勢向右甩扭，動作同上，方向相反，臂、胯隨著臂腰靈活擺動，兩腳在原地不移動，如此左右擺動各三十六次。如需增加或減少，應以「六」的倍數增減（圖82、83）。

機理：該功法是以「腰為軸」的扭甩動作，主要能活躍腹腔的血液循環，延緩腰部骨骼、關節、肌肉、韌帶的老化，提高脊柱和關節的彈性及靈活性。按照中醫經絡學說，腰部正中是督脈經過之處，「督脈貫脊屬腎」，督脈流暢，則腎氣旺盛。能經常進行腰部鍛鍊，

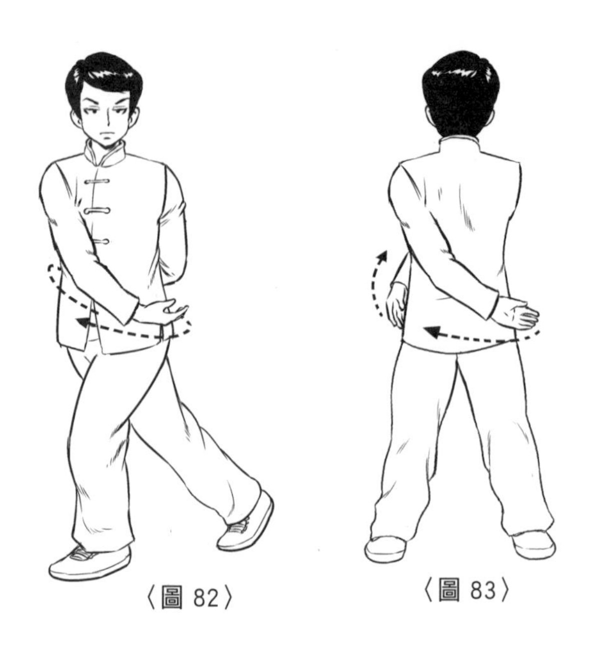

〈圖 82〉　〈圖 83〉

才能使腎氣充盈。眼視內踝，內踝為「太溪」、「大鐘」、「水泉」、「照海」四穴所在，該四穴屬腎經；眼部的「睛明，穴屬膀胱經；腎與膀胱互為表裡，表裡相合，加強和激發療效，則勢在必然。

要求：

⑴ 隨著左右擺動務使頸椎、胸椎和腰椎儘量向左右扭轉，眼睛視線對準右內踝，如一時間無法做到，可逐步適應，慢慢達到。

⑵ 甩扭兩臂時要輕鬆自如，用意不用力，自然緩慢地進行。

脊椎病除用甩扭功法治療外，平日的預防也很重要。我們在門診治療中，曾對四十二名頸椎病患者進行調查統計，很大一部分患者均與工作性質有關，內有十一人還由於睡覺的姿勢不正而造成，尤其墊的枕頭過高。過高的枕頭，無形中改變了人的正常生理，使頸部韌帶、肌肉處於緊張狀態，容易發生頸椎及其周圍軟組織的勞損和「落枕」，導致頸椎負力過重，形成頸椎的骨質增生。所以睡眠時枕頭不宜過高，且宜用柔軟有彈性的枕頭，使仰臥時保持頸部前屈十五度左右為宜。為防止頸椎病的發生，我們應把日常生活中的「高枕無憂」改為「低枕無憂」。

（二）肩關節周圍炎的甩扭治療功法

預備、機理、要求均與頸椎病甩扭治療功法相同。它的不同處在於：頭和上身向左後扭轉帶動肩臂向左後甩扭時要，求右臂甩過左肩，使右手心貼在「大椎」穴，左手「合谷」貼在右「腎俞」穴；頭頸儘量向左後扭轉約一百八十度，以能看到後面的東西為度，重心落在右腳，對位宜準確，動作宜緩慢，否則初練時易頭昏。（圖84、85）。

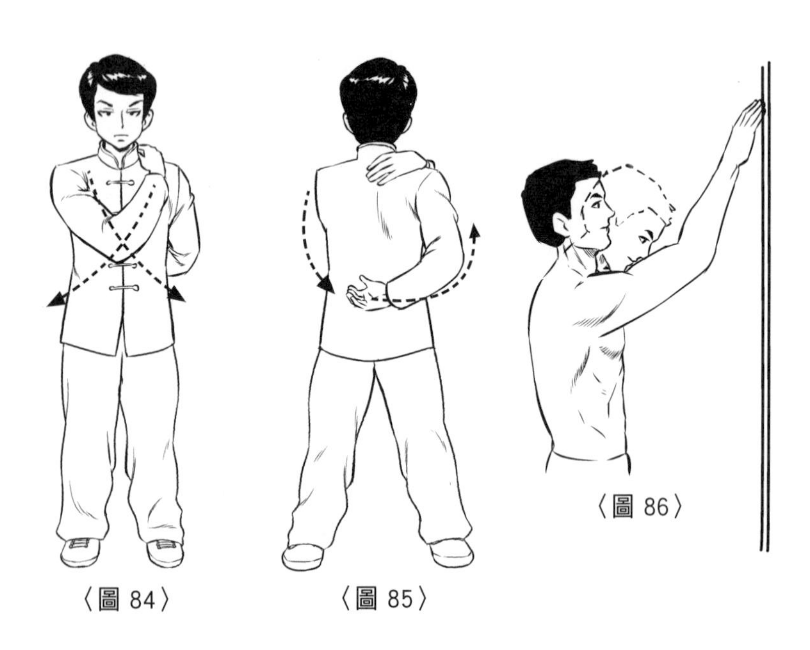

〈圖 84〉 〈圖 85〉 〈圖 86〉

另外，如能配合做爬牆運動則效果會更顯著。方法為：面牆而立，距離約七十～八十釐米，將患側掌指貼扶牆壁上，以疼痛可以忍受為度，頭從肩膀旁邊向前做屈低動作十數下或數十下；每天堅持做一～兩次。最好先在手指扶牆外劃一記號，五～六天後用食指、中指、無名指輪流向上爬到不能再上爬時為止（圖86），再做頭部屈低動作，如此每天反覆進行，會起到預防和治療的理想效果。

觀察手掌紋判斷疾病

手掌紋學在我國流傳已有悠久的歷史，近世紀已引起世界各國的重視和研究，日本醫學界正在大力研究、推廣使用。中國醫學認為：人體是一個有機的整體，內臟和體表各部組織存在著一定的配合關係，內臟的病變可以反映到相應的體表組織上。所以說，手掌紋是人體內部器官的顯示器，等於一個人的病歷卡。一個人生了病，各種疾病的信號就會經過自主神經反映到手掌上，醫生可以根據手掌紋的各種變化進行治療。

本人從醫四十年，開始以針灸、推拿為主，近來十年又以氣功治病，應用手掌紋的機會較多，對手掌紋與疾病的關係、變化經常進行摸索、對比和積累。

根據報導資料的統計，目前死於癌症、心臟病和高血壓病的為最多，世界上每年死於癌症的達七百萬人，在我國每年死於癌症的也有數十萬；心臟病和高血壓的發病率為全發病率的一%，死亡率占各種疾病死亡率的首位。如果我們能找出手掌紋與疾病關係的規律，早期診斷，早期預防，很多病人就可以延長壽命。例如手掌呈紫色，小指和無名指有青筋暴出，即可診斷為感冒發熱的先兆；又如小魚際出現暗紅色或紫色的小斑點，健康線的紋線不清或中斷，即可診斷為已染上早期肝炎。

現將手掌上幾條主要紋線的大名稱、分布，以及正常掌紋和發生病變掌紋的各種情況分述於下（圖87）：

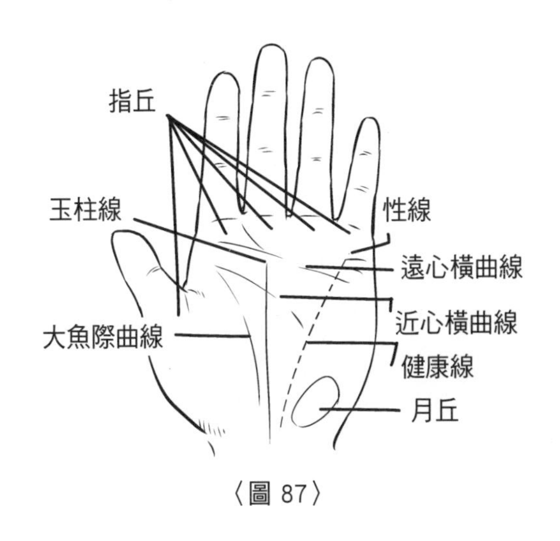

〈圖 87〉

（一）大魚際曲線：（又名生命線）

位於拇指根部與食指根部的中間形成曲線通向中指

直下的掌根部。

正常情況：

起點適中不偏高偏低成弧形到終點，紋線粗壯明顯，顏色紅潤有光澤，它所包圍的半月弧寬大又不接觸玉柱線，按壓有彈性，無雜亂的干擾線則為健康之相。此線關係到人的體質、活力和心理健康。

出現病變的情況：

⑴ 紋線過短，不明顯，顏色暗紫即為體弱多病。

⑵ 兩手相應紋線不一致且多雜亂的干擾線，則為時好時病之兆。

⑶ 大魚際曲線出現斷續並有「⬭」橢圓形紋的出現則應提防「癌症」的發生。

⑷ 大魚際曲線包圍的範圍過小，而且中途又流向到小魚際的根部去，則易患婦科病、子宮發育不全和不孕症。

（二）遠心橫曲線：（又名心臟線）

起於食指與中指之間成弧形變向小指側。

正常情況：

紋線深長明顯，顏色紅潤，向上的支線較多。此線與精神生活、身體體質有關。

出現病變的情況：

⑴ 此線斷斷續續又雜亂無章或出現「VV」波浪形紋線，則易患心腦血管疾病。

⑵ 此線向下伸延到無名指或小指的下方，不繼續向下再伸，反而向上斜走，則有患心臟病的可能。

⑶ 此線在靠近無名指下被數條縱線切斷，則可能患有高血壓。

⑷ 吸菸過多的人，在小指根下的遠心橫曲線如出現斷續和雜亂細紋，而手掌又呈暗晦色，則可能已患心臟病。

⑸ 此線上出現有黑點，則易患心搏不規則症。

（三）近心橫曲線：（又名腦線）

起於小魚際成拋物線過掌中央，之後漸漸上走終於食指根。

正常情況：

紋線粗而深長，明顯不斷，顏色紅潤，按壓有彈性則為健康無病之相。此線與大腦外及神經系統的功能息息相關。

出現病變的情況：

⑴ 此線若隱若現，模糊不清，則大腦神經有病；白痴者往往見不到這條紋線。

⑵ 此線過長且附著大魚際曲線下行的，則易患頭

痛和頭暈。

⑶ 此線如在無名指下方出現「⊂⊃」橢圓形紋線，則定因平時勞心勞力過度易患眼病和白內障，也易患腦血管病變而中風。

⑷ 此線出現赤紅色乃中風之先兆。

（四）健康線

起於大魚際曲線根部稍外處，一直斜向小指根部的遠心橫曲線上。此線不是人人都具有，有此線的約占十%左右。

正常情況：

此線應該是細淡、連續不斷且不接觸到大魚際曲線，顏色淡紅有光澤，按壓有彈性為健康之相。

出現病變的情況：

⑴ 此線如果穿過大魚際曲線，即表示此人心臟衰弱不佳。

⑵ 此線出現斑點，內臟便可能要爆發急性病變。

⑶ 內臟動過手術的人，健康線和近心橫曲線交叉點處會出現方形紋線。

⑷ 此線彎曲似蛇行，起點又與大魚際曲線合在一起，而大魚際曲線上出現紅色斑點則提示患有心臟病。

⑸ 此線顏色暗淡無光，斷續不連，提示身體衰

弱，消化不良；若同時出現遠心橫曲線與近心橫曲線相距狹窄，則此人患有支氣管疾病常發氣喘。

（五）玉柱線（又名事業線）

位於手掌根部通過掌心到達中指下方。此線也不是人人都有的。

正常情況：

此線應該是細淺筆直，明顯不斷，顏色呈現淡紅有光澤。

出現病變的情況：

⑴ 此線過短或斷續不連，則此人患有神經質和慢性病。

⑵ 此線如果自小魚際的月丘位置開始斜向食指再接觸到遠心橫曲線上，則此人可能生活不檢摧殘健康。

⑶ 此線的終點出現有「十」紋線，則此人易患中風病。

（六）指丘

人患疾病時，指丘部位便會出現病變信號，每個指丘對疾病發生的關係都各有所主。如：

⑴ 食指丘：以心腦血管疾病為主。

⑵ 中指丘：以心血管和循環系統疾病為主。

⑶ 無名指丘：以感覺器官和運動器官疾病為主。

⑷ 小指丘：以生殖系統疾病為主。

⑸ 拇指丘：以腎臟疾病為主。

正常情況：

每個指丘都要求顏色淡紅，按壓有彈性，無雜亂的干擾線出現。

出現病變的情況：

⑴ 食指指丘高起，又呈現一般病變情況，則易患心腦血管疾病。

⑵ 食指指丘上出現一條直線切斷遠心橫曲線上升到食，中兩指的指縫中，則易患腸胃病。

⑶ 中指指丘呈現浮腫，則易出現五官疾病，以及顏面神經癱瘓。

⑷ 中指指丘下方開始有條直線通向中指指屈紋，但被中間許多橫線切過，則為體弱多病。

⑸ 若在中指指丘出現「※」星狀紋或在小魚際月丘處也出現「※」星狀紋，則易患高血壓。

⑹ 在無名指指丘處出現「⬭」橢圓形紋，或遠心橫曲線接近指丘的範圍出現「⬭」橢圓形紋線，則表示視力較差。

（七）月丘

位在尺側小魚際的掌根部。

正常情況：

紋線明顯，顏色紅潤，肌肉豐厚，按壓有彈性。

出現病變的情況：

⑴ 肌肉下凹，按壓無彈性，紋線雜亂，顏色暗紫無光澤，則易患腎和膀胱疾病及婦科病。

⑵ 出現「＋」形紋，遠心橫曲線到食指下方分成叉形前進，則易患痛風病。

⑶ 月丘處顏色發黑，且大魚際曲線靠手腕處也出現黑色，則可能已患慢性腸炎。

⑷ 月丘中央出現許多雜線形成格子紋，或在月丘的下方出現「※」星狀紋，則患糖尿病。

（八）性線

位於遠心橫曲線之上，小指指丘之下的一條短線。有的人具有好幾條。

正常情況：

以深粗明顯、顏色鮮紅為腎氣充足，表示性機能健康之相。

出現病變的情況：

⑴ 此線雜亂不清或發生分叉且小指短小彎曲，則男的易患陽痿，女的易患不孕。

⑵ 若此線模糊不清，顏色淡白，多屬性機能減退，或屬不孕症。

手掌紋出現下述情況即可能感冒：

⑴ 掌面呈紫色，小指與無名指有青筋暴出。

⑵ 大魚際曲線出現不完整斷續現象，或出現鎖鏈紋線。

手掌紋出現下述情況可能患腸胃病：

⑴ 大魚際曲線下方紋線雜亂，皮膚粗糙面有成片灰暗色線條出現。

⑵ 大魚際曲線下方低陷，按壓沒有彈性，且有青筋浮起。

⑶ 遠心横曲線與近心横曲線中間的手心部冰涼，顏色蒼白為脾胃虛弱，消化不良症。

⑷ 小魚際月丘處顏色發黑，大魚際線靠手腕位置呈暗黑色是慢性腸炎之症。

手掌紋出現下述情況可能患心臟病。

⑴ 大魚際曲線接觸到健康線或穿過健康線。

⑵ 在大魚際曲線上有「⬭」橢圓形紋線出現。

⑶ 大魚際曲線與健康線相連接。

⑷ 遠心橫曲線上有黑點出現，一般都可能患有心律不整。

⑸ 掌面出現暗紫的顏色。

⑹ 遠心橫曲線出現淡白色並呈現波浪形紋線，或是鎖鏈形紋線。

⑺ 在遠心橫曲線與大魚際曲線之間，出現眾多的干擾線。

⑻ 在掌中央即在遠心橫曲線與近心橫曲線的上下出現「＋」字形紋線。

(9)手掌浮腫，手指粗短如鼓槌狀並感到麻木——屬先天性心臟病。

(10)大魚際曲線的末端形成三角的紋線。

(11)菸癮大的人還會在掌面上出現菸灰狀的斑點。

手掌紋出現下述情況可能患高血壓中風病：

⑴ 大魚際曲線自開始到末端（掌根部）突然中斷了，或是消失。

⑵ 遠心橫曲線出現紅褐色，皮膚乾枯，按壓無彈性。

⑶ 玉柱線終點（中指指丘下方）出現「＋」形紋線。

⑷ 中指指丘出現「※」星狀紋線。

⑸ 整個掌面呈紅茶色，食指指丘比其他指丘凸起，這時已是腦溢血的先兆。

⑹ 整個掌面出現褐色的小塊，用力按壓顏色也不會褪。

手掌紋出現下述情況可能患癌症：

⑴ 在大魚際曲線上，出現較多的「○」橢圓形紋線。

⑵ 大魚際曲線的末端(掌根部)出現「＋」形紋線。

⑶ 在遠心橫曲線上被眾多的直線切過。

⑷ 在遠心橫曲線上多處出現「○」橢圓形紋線。

⑸ 掌面出現土黃色或暗褐色，而指甲呈青暗色。

⑹ 遠心橫曲線出現眾多的縱線，平時又患咽喉炎而久治不癒。

⑺ 遠心橫曲線出現了黑點。

手掌紋出現下述情況可能患肝病：

⑴ 整個掌面呈現暗紅色或紫色的斑點，按壓也不會褪。

⑵ 遠心橫曲線呈灰白，皮膚乾枯。

⑶ 遠心橫曲線在小指的下方發生斷裂大缺口。

⑷ 遠心橫曲線被眾多的短直線切過。

手掌紋出現下述情況可能患腎臟、泌尿、生殖系統疾病：

⑴ 小魚際特別高起，浮腫並出現許多雜亂。

⑵ 大魚際曲線出現「⬭」橢圓形紋線。

⑶ 在小魚際的月丘部位出現青黑色。

手掌紋出現下述情況可能患精神病：

⑴ 近心橫曲線的走向是垂向下面的月丘走，食指第二節又有「※」星狀形紋線出現。

⑵ 近心橫曲線細淡不明顯，並下垂到中指直下的掌根部，在末端又有「⬭」橢圓形紋線出現。

⑶ 玉柱線上出現許多短橫線切過。

⑷ 玉柱線呈現波浪形紋線。

⑸ 玉柱線上出現「８」字形紋線。

手掌紋出現下述情況可能患婦科不孕症：

⑴ 大魚際曲線中途流向小魚際的月丘位置處。

⑵ 大魚際曲線下端出現似箭尾一樣的毛狀紋線，小指指丘下陷，紋線雜亂。

⑶ 大魚際曲線包圍的範圍狹小，而小指又彎曲短小。

⑷ 小指指丘下陷，筋骨暴露，膚色枯白無血色，四肢不暖乃子宮寒涼不孕。

⑸ 大魚際曲線近手頸紋處，紋線散亂又低陷。

手掌紋出現下述情況可能患肺病：

⑴ 大魚際曲線起點處被纖線切斷。

⑵ 遠心橫曲線末端被干擾線切成肋骨狀紋線。

⑶ 指甲削薄，指甲表面粗糙彎曲。

⑷ 小指、無名指關節處青筋暴出。

手掌紋出現下述情況可能患糖尿病：

⑴ 月丘中央出現許多雜線形成格子形紋線。

⑵ 月丘的下方出現「※」星狀紋線。

手掌紋出現下述情況可能患眼病和白內障：

⑴ 近心橫曲線在無名指的下端出現「⬭」橢圓形紋線時，一般為視力減退，老年人則易患白內障。

⑵ 無名指指甲出現凹陷時。

手掌紋出現病變，給我們提供了治病的信息，給危病重症敲起警鐘。

高血壓病人如從掌紋上發現了病變，應該引起注意，如果同時又出現頭痛和眩暈，一側肢體麻木，語言有障阻，腳好像踏棉花似的，這就是中風的先兆。出現這些情況，應當立刻隨地坐下，脫去一隻腳的鞋子，用對側的手心（勞宮穴按住這隻腳心（湧泉穴），低頭閉目，默念「氣往下沉」。數分鐘後即會感到心平氣緩，眼睛發亮，四肢活動，恢復正常，渡過險境。

心臟病人如在掌紋上出現病變情況，同時又自覺心慌、心跳或胸悶、噁心，甚或出現陣發性胸痛並有向左上肢及左肩放射性疼痛等先兆症狀，應即隨地坐下，兩手心相合，放鬆情緒，並默念「放鬆——放鬆」，數分鐘後，心跳就會慢慢減緩，疼痛減輕，緩解症狀。

癌症患者如果出現進行性的吞咽困難，掌紋上又出現病變情況，則考慮為食道癌的可能；出現長時期不明原因的食欲減退、上腹部飽脹，或持續大便隱血，試驗為陽性，則很可能就是胃癌的先兆。一旦出現癌症的先兆，千萬不能緊張，因為心理的緊張會抑制機體的免疫能力，加重癌症的惡化。只有放鬆情緒，樹立起一定會治癒癌症的信心，加強手心按摩和多做手心開合練氣法，才能阻止病情的進展。

後 記

經過長時間的氣功資料積累和艱苦的筆耕，《家庭健身長壽功法》終於脫稿。

在它即將付梓之時，我想起了曾為本書的出版做過努力的眾多朋友們。天台國清氣功療養院院長葉林波曾為本書的出版給予了大力的支持和幫助；院辦主任章善學和摯友祁崇孝曾為本書傾注了許多心血；書中〈蓮花功〉一章，是聽取張尊安醫師的建議和由他直接設計的動作而寫成的。可以說，本書的出版凝聚了眾多友人心血的情誼。為此，特向眾友人致以誠摯的謝意。

國家圖書館出版品預行編目資料

家庭健身長壽功法／朱輝／著
-- 修訂一版 . -- 新北市：新潮社， 2014.12
面； 公分 . --
ISBN 978-986-316-563-7（平裝）

1. 氣功 2. 養生

413.94 103019189

家庭健身長壽功法
作　　者 朱輝

〈企劃〉
益智書坊
〔出版者〕新潮社文化事業有限公司
〔總管理處〕新北市深坑區北深路三段141巷24號4F（東南大學正對面）
電話 (02) 2664-2511＊傳真 (02) 2662-4655／2664-8448
〔E-mail〕editor@xcsbook.com.tw
印前作業：東豪印刷股份有限公司

〈代理商〉

創智文化有限公司

新北市23674土城區忠承路89號6樓（永寧科技園區）
電話 (02) 2268-3489＊傳真 (02) 2269-6560

2014年12月 修訂一版 Printed in TAIWAN